TASCHENBUCH DES VERTRAUENSARZTES

VON

DR. TH. VATERNAHM

DRITTE NEUBEARBEITETE ...

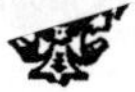

Springer-Verlag Berlin Heidelberg GmbH
1951

ISBN 978-3-642-53239-9   ISBN 978-3-642-53238-2 (eBook)
DOI 10.1007/978-3-642-53238-2

Vorwort zur dritten Auflage.

In der vorliegenden 3. Auflage des Taschenbuches, welche im wesentlichen dem Gebrauch in der Bundesrepublik angepaßt ist, wurden alle Abschnitte erneut überarbeitet und die einschlägigen Gesetze, Bestimmungen und Entscheide ergänzt oder ersetzt, wobei die bewährte Anordnung des Textes unverändert beibehalten wurde.

Möge auch die neue Auflage, mit deren Herausgabe nach zehnjähriger Pause der Verlag einem vielseitigen Wunsch entsprochen hat, sich seinen Benutzern als praktischer und zuverlässiger Ratgeber erweisen.

Bad Homburg v. d. Höhe, den 3. August 1951.

Dr. med. Th. Vaternahm

Inhaltsverzeichnis.

Verzeichnis der Abkürzungen.

AG.	Amtsgericht
AN.	„Amtliche Nachrichten"
AV.	„Arbeiterversorgung"
AVAVG.	Gesetz über Arbeitsvermittlung und Arbeitslosenversicherung
AVG.	Angestelltenversicherungsgesetz
BGB.	Bürgerliches Gesetzbuch
DÄBl.	Deutsches Ärzteblatt
DBG.	Deutsches Beamtengesetz
DK.	„Deutsche Krankenkasse"
Erl.	Erlaß
EuM.	Entscheidungen und Mitteilungen des RVA.
GBG.	Gesetz zur Bekämpfung der Geschlechtskrankheiten
Ges.	Gesetz
GS.	Großer Senat
GSt.	Gemeinschaftsstelle
Jäger	„Wochenhilfe"
IVG.	Invalidenversicherungsgesetz
KG.	Kammergericht
Kühne	-Peters, Handbuch der Krankenversicherung. Teil 2
KV.	Krankenversicherung
LG.	Landgericht
LVA.	Landesversicherungsanstalt
OK.	„Die Ortskrankenkasse"
OLG.	Oberlandesgericht
OVA.	Oberversicherungsamt
OVG.	Oberverwaltungsgericht
PrMI.	Preuß. Ministerium des Innern
PrOVG.	Preuß. Oberverwaltungsgericht
RABl.	Reichsarbeitsblatt
RÄO.	Reichsärzteordnung
RAG.	Reichsarbeitsgericht
RAM.	Reichsarbeitsministerium
RFH.	Reichsfinanzhof

RG.	Reichsgericht
RGBl.	Reichsgesetzblatt
RGE.	Reichsgerichtsentscheidung
RKG.	Reichskammergericht
RVA.	Reichsversicherungsamt
RVO.	Reichsversicherungsordnung
RuPrAM.	Reichs- und Preuß. Arbeitsministerium
RuPrMdI.	Reichs- und Preuß. Ministerium des Innern
StGB.	Strafgesetzbuch
StPO.	Strafprozeßordnung
SVAG.	Sozialversicherungsanpassungsgesetz
UV.	Unfallversicherung
VA.	Versicherungsamt
VD, VäD.	Vertrauensärztlicher Dienst
VGH.	Verwaltungsgerichtshof
VO.	Verordnung
WuAM.	Wirtschafts- und Arbeitsministerium.

Aufbau des vertrauensärztlichen Dienstes.

Die Kassen sind verpflichtet, die Arbeitsunfähigkeit des Versicherten und die Verordnungen von Versicherungsleistungen in den erforderlichen Fällen durch einen Arzt (Vertrauensarzt) rechtzeitig nachprüfen zu lassen. Der Vertrauensarzt ist nicht berechtigt, in die Behandlung des Kassenarztes einzugreifen.

Gesetz über den Aufbau der Sozialversicherung vom 5. Juli 1934. Abschn. II. Art. 2. Landesversicherungsanstalten.

§ 1. Die Landesversicherungsanstalt ist Träger der Invalidenversicherung ihres Bezirks; sie ist Träger der Krankenversicherung für solche Aufgaben, die zweckmäßig gemeinsam für ihren Bezirk durchgeführt werden (Gemeinschaftsaufgaben).

Dritte Verordnung zum Aufbau der Sozialversicherung (Gemeinschaftsaufgaben) vom 18. Dezember 1934.

Abs. 2, 1—3. Folgende Aufgaben der Krankenversicherung sind Gemeinschaftsaufgaben im Sinne des Abschnitts II Art. 2 § 1 des Gesetzes über den Aufbau der Sozialversicherung.

1. der Betrieb von Heilanstalten, Erholungs- und Genesungsheimen und ähnlichen Einrichtungen;

2. die Durchführung der vorbeugenden Gesundheitsfürsorge sowie die Beteiligung an den Aufgaben der Bevölkerungs- und Gesundheitspolitik;

3. die Regelung des vertrauensärztlichen Dienstes.

Die *Regelung des vertrauensärztlichen Dienstes* ist eine Gemeinschaftsaufgabe der Krankenversicherung. Ihre Durchführung liegt bei der Landesversicherungsanstalt und zwar bei deren Abteilung Krankenversicherung („KV.-Abteilung"). Die Abteilung Krankenversicherung bei der Landesversicherungsanstalt besteht aus der Verwaltungsabteilung und der Abteilung für den vertrauensärztlichen Dienst.

Die Leiter des vertrauensärztlichen Dienstes bei den Landesversicherungsanstalten heißen „*Landesvertrauensärzte*", die leitenden Ärzte der größeren vertrauensärztlichen Dienststellen innerhalb des Bezirks der Landesversicherungsanstalt „*Obervertrauensärzte*". Die übrigen „*Vertrauensärzte*" können haupt- oder nebenamtlich angestellt sein. Die hauptamtlichen Vertrauensärzte sind Beamte der Landesversicherungsanstalt (mittelbare Reichsbeamte), auf deren Dienstverhältnis die für Reichsbeamte geltenden Vorschriften entsprechend anzuwenden sind.

Die Grundlagen der Neuregelung des vertrauensärztlichen Dienstes bilden die „Bestimmungen über den vertrauensärztlichen Dienst in der Krankenversicherung" des Reichs- und Preussischen Arbeitsministers vom 30. März 1936.

Der *vertrauenszahnärztliche Dienst* gehört grundsätzlich zum vertrauensärztlichen Dienst. (RVA. 9. 9. 37).

Bestimmungen und Dienstanweisungen:

Bestimmungen über den vertrauensärztlichen Dienst in der Krankenversicherung. Vom 30. März 1936.

Bestimmungen über Anstellung, Besoldung und Dienstverhältnisse der Vertrauensärzte, Vom 15. Juli 1936.

Dienstanweisung für den vertrauensärztlichen Dienst in der Krankenversicherung. GSt. 1939.

Bestimmungen über die Führung der vertrauensärztlichen Untersuchungskarte. Vom 6. Juli 1937.

Allgemeines.

Für das *Verhältnis des Vertrauensarztes zum behandelnden Arzt* und zur Kasse gilt im wesentlichen das folgende:

Ein Arzt kann nicht für denselben Fall behandelnder Arzt und zugleich Vertrauensarzt sein; diese Eigenschaften schließen sich gegenseitig aus. Der Vertrauensarzt kann daher auch nicht Verordnungen des behandelnden Arztes einschränken, erweitern oder aufheben.

Der Vertrauensarzt hat aber der Kasse das von ihr geforderte Gutachten zu erstatten, z. B. über Beginn und Ende der Arbeitsunfähigkeit, über die Wirtschaftlichkeit der Verordnungen des behandelnden Arztes; insbesondere soweit diese Verordnungen ärztliche Sachleistungen betreffen.

Bei Meinungsverschiedenheiten wird der Vertrauensarzt eine Verständigung mit dem behandelnden Arzt suchen und in der Regel auch erreichen. Zum Austrag von Meinungsverschiedenheiten kann auch ein Prüfungsausschuß gebildet werden. Auf Grund der Gutachten, sei es des behandelnden Arztes, sei es des Vertrauensarztes oder des Prüfungsausschusses, trifft die Kasse ihre Entscheidungen über das, was sie dem Versicherten zu leisten hat. Fühlt sich der Versicherte durch die Entscheidung der Kasse beschwert, so kann er das Versicherungsamt anrufen, das im Spruchverfahren die Leistungspflicht der Kasse feststellt.

(Rundschr. d. RAM. v. 2. 8. 30 zum vertrauensärztl. Dienst.)

Die *Tätigkeit des Vertrauensarztes* dient zwar der Kasse, sie soll die Kasse vor unberechtigter Ausbeutung schützen, sie dient aber auch unmittelbar dem einzelnen erkrankten Mitglied. Der Vertrauensarzt darf keineswegs lediglich die Interessen der Kasse wahrnehmen. Er hat völlig unabhängig auf Grund seiner fachlichen Ausbildung die Diagnose des behandelnden Arztes zu prüfen und seine Entscheidung unparteiisch zu treffen. Er ist eine Vertrauensperson nicht nur für die Kasse, sondern auch für den Versicherten, ja auch für den behandelnden Arzt. Seiner Stellung als Gutachter kann der Vertrauensarzt nur gerecht werden, wenn die Freiheit seines Gutachtens ebenso gewahrt wird, wie die des behandelnden Arztes.   (RAM. 25. 5. 26.)

Vgl. auch: Bescheid des RVA. betr. die Bewertung vertrauensärztlicher Gutachten, vom 27. 10. 39.

StGB. § 278. Ärzte und andere approbierte Medizinalpersonen, welche ein unrichtiges Zeugnis über den Gesundheitszustand eines Menschen zum Gebrauche bei einer Behörde oder Versicherungsgesellschaft wider besseres Wissen ausstellen, werden mit Gefängnis von einem Monat bis zu zwei Jahren bestraft.

Haftung.

In der „Deutschen Krankenkasse" 1933, S. 670, vertritt Häussner folgende Auffassung:

Nirgends ist im Gebiet der Sozialversicherung ein *Schadenersatzanspruch* gegeben. Er widerstreitet dem ganzen Aufbau der RVO. Zwischen Vertrauensarzt und Kassenmitglied besteht kein Rechtsverhältnis, geschweige denn ein solches mit besonderen Verpflichtungen. Das Gutachten des Vertrauensarztes geht den Patienten nichts an, auch nicht einmal als Ratschlag, sondern es stellt nur eine innerdienstliche Maßnahme der Krankenkasse dar, die ihr die Willensbildung darüber, ob sie dem Mitglied Kassenleistungen gewähren will, erleichtert. Die Entscheidung des Vertrauensarztes ist für die Kasse nicht verbindlich. Die Kasse kann sich im allgemeinen der Ansicht ihres Vertrauensarztes anschließen, sie braucht dies aber nicht zu tun. Ist der Versicherte mit der Entscheidung der Kasse nicht zufrieden, so verbleibt ihm lediglich die Möglichkeit, eine Entscheidung vor dem Versicherungsamt und sodann des Oberversicherungsamtes herbeizuführen. Die Beschreitung des Rechtswegs vor den Sozialgerichten ist der einzige Weg, der dem Kassenmitglied offen steht; die Geltendmachung zivilrechtlicher Schadenersatzforderungen gegen die Kasse ist dagegen ausgeschlossen.

(Vgl. aber S. 131, VI. u. S. 144, Satz 1.)

Zur Frage der *Haftung des Vertrauensarztes* für eine Fehldiagnose wird in einer Entscheidung des Landgerichts Wuppertal vom 1. November 1938 folgendes ausgeführt: War früher der Vertrauensarzt als Erfüllungsgehilfe der Krankenkasse angesehen worden, so wird er heute im allgemeinen als Erfüllungsgehilfe der LVA. gelten müssen. Dies schließt jedoch nicht aus, daß unter Umständen statt der LVA. eine Krankenkasse für den Fehler des Vertrauensarztes dann haftet, wenn dieser für die Krankenkasse auf deren Veranlassung tätig wird.

Der Bescheid des Reichsversicherungsamtes betreffend die *Haftung der Versicherungsträger für schuldhaftes Verhalten eines Vertrauensarztes* vom 21. Oktober 1939 führt aus, daß im Ergebnis jetzt eine Haftung der Krankenkasse gegenüber dem Kassenpatienten wegen schuldhaften Verhaltens eines Vertrauensarztes jedenfalls nicht in Frage komme, nachdem der vertrauensärztliche Dienst durchweg im Rahmen der Gemeinschaftsaufgaben eingerichtet worden ist. Da die Vertrauensärzte jetzt grundsätzlich Beamte sind, gilt für die Haftung bei Amtspflichtverletzungen § 23 DBG., vom 26. Januar 1937. Hiernach kommt unter Umständen einerseits eine Haftung der Landesversicherungsanstalt gegenüber dem Patienten, andererseits ein Rückgriff gegen den Vertrauensarzt in Betracht. Inwieweit im übrigen die einzelne Krankenkasse dem Versicherten für Fehlentschließungen von Kassenangestellten bei der Gewährung von Leistungen haftet, läßt sich nur von Fall zu Fall entscheiden. Jedenfalls ist hier nicht ein dabei gehörter

Vertrauensarzt, sondern nur der betreffende Kassen-
angestellte Erfüllungsgehilfe, dem aber Fahrlässigkeit,
d. h. Außerachtlassung der im Verkehr erforderlichen
Sorgfalt (§ 276 BGB) dann nicht nachzuweisen sein
wird, wenn er sich in einer medizinischen Frage auf die
Äußerung des Vertrauensarztes verlassen hatte.

Berufsgeheimnis.

RVO. § 141.

**Wer unbefugt offenbart, was ihm in amtlicher Eigenschaft
als Mitglied eines Organs oder Angestelltem eines Versiche-
rungsträgers, Mitglied oder Angestelltem einer Versicherungsbehörde, Vertreter oder Beisitzer bei einer Versicherungsbehörde
über Krankheiten oder andere Gebrechen Versicherter oder ihre
Ursachen bekannt geworden ist, wird mit Geldstrafe oder mit
Gefängnis bis zu drei Monaten bestraft. Die Verfolgung tritt
nur auf Antrag des Versicherten oder der Aufsichtsbehörde ein.**

RÄO. § 13.

**(1). Ein Arzt, der unbefugt ein fremdes Geheimnis offen-
bart, das ihm bei Ausübung seines Berufes anvertraut oder zu-
gänglich geworden ist, wird mit Gefängnis bis zu einem Jahr
und Geldstrafe oder einer dieser Strafen bestraft.**

**(3) Der Täter ist straffrei, wenn ein solches Geheimnis zur
Erfüllung einer Rechtspflicht oder sittlichen Pflicht oder sonst
zu einem nach gesundem Volksempfinden berechtigten Zweck
offenbart und wenn das bedrohte Rechtsgut überwiegt.**

(Ersetzt § 300 StGB)

StPO. § 53.

Zur Verweigerung des Zeugnisses sind ferner berechtigt:

**3. Rechtsanwälte und Ärzte in Ansehung desjenigen, was
ihnen bei Ausübung ihres Berufes anvertraut ist.**

**Die unter Nr. 2, 3 bezeichneten Personen dürfen das Zeugnis
nicht verweigern, wenn sie von der Verpflichtung zur Verschwiegenheit entbunden sind.**

Der Arzt handelt *niemals unbefugt*, der auf Grund
eines Auftrages der Kasse den Versicherten untersucht
und ihr das Ergebnis mitteilt (AV. 30. S. 255). Die Über-

nahme von ärztlichen Diensten für eine Krankenkasse
schließt die Pflicht des Arztes zur Erteilung der erforderlichen Auskünfte, Befundberichte, Gutachten ein.
(AV. 16, S. 688.)

Wenn der Arzt die erforderliche *Mitteilung an die
Kassenverwaltung* nicht ohne Preisgabe eines Geheimnisses, das ihm bei der Untersuchung und Behandlung
des Patienten bekannt geworden ist, machen kann, so
ist dieses Offenbaren kein unbefugtes, denn es ist notwendig, um eine gesetzmäßige Durchführung im einzelnen Falle zu ermöglichen.   (Bad. VGH. 14. 11. 05.)

Niemand ist verpflichtet, sich für einen Dritten von
einem Arzt untersuchen zu lassen und ihm Angaben zu
machen. Läßt sich aber jemand auf eine solche Untersuchung ein, dann tut er das doch nur zu dem Zwecke
oder mindestens mit dem Bewußtsein, daß der Arzt die
ihm bei der Untersuchung kundgewordenen Tatsachen
dem Dritten mitteilen wird. Diese Tatsachen sind von
dem Arzt nicht als geheim zu haltend anzusehen.
(RG. Entschdg.)

Eine *unbefugte Offenbarung liegt nicht vor*, wenn sie
im Einverständnis mit dem Versicherten erfolgte, oder
ohne den Willen des Versicherten erfolgte, aber vom
Gesetz geboten oder zulässig erklärt wird. (RVA. 8. 8. 13.)

Mitteilungen über Erkrankungen eines Versicherten,
die zum Zwecke der *Verhütung von Geschlechtskrankheiten*
an Organe der beteiligten Versicherungsträger gemacht
werden, stellen keine Verletzung der Schweigepflicht dar.
(RVA. 19. 7. 16.)

Wenn ein Krankenhaus einem Vertrauensarzt der
Krankenversicherung die *Originalkrankengeschichte* eines
Versicherten, dem nach § 184 RVO. Krankenhauspflege
gewährt wird, herausgibt, so verstößt dies nicht gegen

§ 13 der RÄO. denn es handelt sich hierbei nicht um eine unbefugte Offenbarung eines fremden Geheimnisses.

(RuPrAM. 7. 6. 37.)

Vgl. hierzu: Dienstanweisung f. d. vertr.-ärztl. Dienst in der Krankenversicherung, v. 30. 3. 36. Abschn. III. 7 und 8. (Anlage 3 S. 120 ff.)

Verzeichnis der Landesversicherungsanstalten in der Bundesrepublik.

1. Baden	Sitz: (17a)	Karlsruhe i. B. Kaiser Allee 8
2. Württemberg	Sitz: (14a)	Stuttgart-W. Rotebühlstr. 133
3. Hessen	Sitz: (16)	Frankfurt am Main Gartenstraße 140
4. Oberbayern	Sitz: (13b)	München 22 Widenmayerstr. 3
5. Schwaben	Sitz: (13b)	Augsburg Holbeinstr. 10
6. Oberfranken u. Mittelfranken	Sitz: (13a)	Bayreuth Leopoldstr. 3
7. Niederbayern-Oberpfalz	Sitz: (13b)	Landshut
8. Unterfranken	Sitz: (13a)	Würzburg Wörthstr. 23
9. Rheinland-Pfalz	Sitz: (22b)	Speyer Große Himmelsgasse 6
10. Rheinprovinz	Sitz: (22a)	Düsseldorf Aderstr. 1
11. Westfalen	Sitz: (21a)	Münster/Westf. Bispinghof 3
12. Hannover	Sitz: (20a)	Hannover, Maschstr. 10
13. Braunschweig	Sitz: (20b)	Braunschweig Am Fallersleber Tore 3/4
14. Oldenburg-Bremen	Sitz: (23)	Oldenburg i. O. Huntestr. 10

15. Hansestadt Sitz: (24a) Hamburg-Altona
    Hamburg Schulterblatt 26
16. Schleswig- Sitz: (24b) Lübeck
    Holstein Kronsforder Allee 2
Verband Deutscher Rentenversicherungsträger
    Sitz: Frankfurt am Main.

Innerhalb der Bundesregierung werden die Angelegenheiten der Sozialversicherung bearbeitet im Bundesministerium für Arbeit, Abt. IV.

Literatur:

Verzeichnis der vertrauensärztlichen Dienststellen im Bundesgebiet, mit Ortsverzeichnis der Haupt- bzw. Neben- oder Untersuchungsstellen, sowie der zuständigen Krankenkassen. Stand vom Juli 1950.   Münster i. Westf. 1950.

Gesetze und Grundbegriffe der Sozialversicherung und der Fürsorge.

I. 1. Reichsversicherungsordnung, vom 19. Juli 1911. (RVO.)

Die RVO. umfaßt:
    die Krankenversicherung (KV), v. 1. 1. 14,
    die Unfallversicherung (UV),
    die Invalidenversicherung (IV).

Träger der Reichsversicherung sind, soweit dieses Gesetz nichts anderes vorschreibt:
    für die Krankenversicherung die Krankenkassen,
    für die Unfallversicherung die Berufsgenossenschaften,
    für die Invalidenversicherung die Versicherungsanstalten.   (§ 3, Abs. 1 RVO.)

Es gelten die besonderen Vorschriften
    der §§ 165—536 für die Krankenversicherung,
    der §§ 537—1225 für die Unfallversicherung,
    der §§ 1226—1500 für die Invalidenversicherung.   (§ 2 RVO.)

Die öffentlichen Behörden der Reichsversicherung
sind
die Versicherungsämter (VA),
die Oberversicherungsämter (OVA),
das Reichsversicherungsamt (RVA).
(§ 35, Abs. 1 RVO.)

2. Versicherungsgesetz für Angestellte, vom 20. Dezember 1911 (AVG).

3. Reichsknappschaftsgesetz, vom 23. Juni 1923 (RKG).

4. Bundesversorgungsgesetz, vom 20. Dezember 1950 (BVG).

II. 1. Reichsgesetz betr. die Bekämpfung gemeingefährlicher Krankheiten, vom 30. Juni 1900 (Reichsseuchengesetz).

2. Krüppelfürsorgegesetz, vom 6. Mai 1920.

3. Preussisches Gesetz zur Bekämpfung der Tuberkulose, vom 4. August 1923.

4. Gesetz zur Bekämpfung der Geschlechtskrankheiten, vom 18. Februar 1927.

Zur einheitlichen Durchführung des öffentlichen Gesundheitsdienstes in den Stadt- und Landkreisen dienen die „*Gesundheitsämter*", deren Leiter ein staatlicher Amtsarzt ist. (Ges. über die Vereinheitlichung des Gesundheitswesens v. 3. 7. 34.)

Wichtige Grundbegriffe zu vorstehenden Gesetzen:

1. *Arbeitsunfähigkeit im Sinne der Krankenversicherung:*
Arbeitsunfähigkeit liegt vor, wenn der Erkrankte nicht oder doch nur mit Gefahr, seinen Zustand zu verschlimmern, fähig ist, seiner bisher ausgeübten Erwerbstätigkeit nachzugehen.   (RVA. 1. 5. 15.)

2. *Krankheit im Sinne der Reichsversicherung:*

Krankheit ist ein regelwidriger Körper- oder Geisteszustand, der die Notwendigkeit einer Heilbehandlung oder Arbeitsunfähigkeit zur Folge hat.

(RVA. 24. 5. 28.)

3. *Erwerbsunfähigkeit im Sinne der Unfallversicherung:*

Erwerbsunfähigkeit liegt vor, wenn der Verletzte nicht mehr die Fähigkeit besitzt, sich auf dem Gebiete des wirtschaftlichen Lebens einen Erwerb zu schaffen.   (AN. 88, S. 70.)

4. *Arbeitsunfall im Sinne der Unfallversicherung:*

Betriebsunfälle sind Körperbeschädigungen, die infolge der Ausübung der betriebsüblichen Arbeit innerhalb einer Arbeitsschicht eintreten, sowie sog. „Unfälle des täglichen Lebens", die Versicherte bei und infolge der Ausübung der Betriebstätigkeit erleiden.   (RVA. 19. 7. 24.)

5. *Invalidität im Sinne der Invalidenversicherung:*

Als Invalide gilt der Versicherte, der infolge von Krankheit oder anderen Gebrechen oder Schwäche seiner körperlichen oder geistigen Kräfte nicht imstande ist, durch eine Tätigkeit, die seinen Kräften und Fähigkeiten entspricht und ihm unter billiger Berücksichtigung seiner Ausbildung und seines bisherigen Berufes zugemutet werden kann, ein Drittel[1] dessen zu erwerben, was körperlich und geistig gesunde Personen derselben Art mit ähnlicher Ausbildung in derselben Gegend durch Arbeit zu verdienen pflegen.   (RVO. § 1254.)

6. *Berufsunfähigkeit im Sinne der Angestelltenversicherung:*

Berufsunfähigkeit ist dann anzunehmen, wenn die Arbeitsunfähigkeit auf weniger als die Hälfte der-

---

[1] Nunmehr: „die Hälfte".

jenigen eines körperlich und geistig gesunden Versicherten von ähnlicher Ausbildung und gleichwertigen Kenntnissen und Fähigkeiten herabgesunken ist.

(AVG. § 25.)

7. *Berufsunfähigkeit im Sinne des Reichsknappschaftsgesetzes:*

Als berufsunfähig gilt der versicherte Arbeiter, der infolge von Krankheit oder anderen Gebrechen oder Schwäche seiner körperlichen oder geistigen Kräfte weder imstande ist, die von ihm bisher verrichtete knappschaftliche Tätigkeit noch andere im wesentlichen gleichartige und wirtschaftlich gleichwertige Tätigkeiten von Personen mit ähnlicher Ausbildung sowie gleichwertigen Kenntnissen und Fähigkeiten in knappschaftlich versicherten Betrieben auszuüben.   (RKG. § 35.)

8. *Arbeitsunfähigkeit im Sinne des Gesetzes über Arbeitsvermittlung und Arbeitslosenversicherung:*

Arbeitsunfähig ist, wer nicht mehr imstande ist, durch eine Tätigkeit, die seinen Kräften und Fähigkeiten entspricht und ihm unter billiger Berücksichtigung seiner Ausbildung und seines bisherigen Berufes zugemutet werden kann, wenigstens ein Drittel dessen zu erwerben, was geistig und körperlich gesunde Personen derselben Art mit ähnlicher Ausbildung in derselben Gegend durch Arbeit zu verdienen pflegen.   (AVAVG. § 88. 1.)

9. *Verkrüppelung im Sinne des Gesetzes über öffentliche Krüppelfürsorge:*

Eine Verkrüppelung liegt vor, wenn eine Person (Krüppel) infolge eines angeborenen oder erworbenen Knochen-, Gelenk-, Muskel- oder Nervenleidens oder Fehlen eines wichtigen Gliedes oder von Teilen eines solchen in dem Gebrauche ihres Rumpfes oder ihrer

Gliedmassen nicht nur vorübergehend derart behindert ist, daß ihre Erwerbsfähigkeit auf dem allgemeinen Arbeitsmarkte voraussichtlich wesentlich beeinträchtigt ist. (KfG. § 9.)

10. *Arbeitseinsatzfähigkeit* ist nicht gegeben, wenn der Versicherte nicht imstande ist, durch eine Tätigkeit wenigstens ein Drittel davon zu erwerben, was geistig und körperlich gesunde Personen derselben Art und mit ähnlicher Ausbildung durch Arbeit zu verdienen pflegen.

11. *Erwerbsunfähigkeit im Sinne des Bundesversorgungsgesetzes:*

Wer in seiner Erwerbsfähigkeit um mehr als 90 v. H. beeinträchtigt ist, gilt als erwerbsunfähig. (§ 30, Abs. 3.)

Gesetze, Auslegungen und Entscheidungen.

I. Krankenversicherung.

2. Buch der RVO. §§ 165—536.

Träger der Krankenversicherung: Die Krankenkassen.

Krankenkassen nach diesem Gesetz sind:

    die Ortskrankenkassen,
    die Landkrankenkassen,
    die Betriebskrankenkassen,
    die Innungskrankenkassen. (RVO. § 225.)

Versicherungsfall:

    Krankheit,
    Arbeitsunfähigkeit,
    Niederkunft,
    Tod.

Leistungen nach § 179 RVO.:

a) Regelleistungen. welche die Krankenkasse gesetzlich gewähren muß:

für Versicherungsfall Krankheit: Krankenhilfe,

für Versicherungsfall Arbeitsunfähigkeit: Krankengeld und Krankenpflege,

für Versicherungsfall Niederkunft: Wochenhilfe,

für Versicherungsfall Tod: Sterbegeld.

b) Mehrleistungen, welche die Krankenkasse freiwillig durch ihre Satzungen bestimmt; sie sind nur soweit zulässig, als sie die RVO. vorsieht.

Mit dem Ziele der Verbesserung des Leistungswesens erging der Erlaß des RAM. v. 2. 11. 1943 (Amtl. Nachr. 1943. S. 485).

In der brit. Besatzungszone gilt auch noch die Verordnung zur Vereinfachung des Leistungs- und Beitragsrechts in der Sozialversicherung, vom 17. 3. 1945.

Über Ersatzkassen vgl. RVO. §§ 504—516

Literatur.

Reichsversicherungsordnung (RVO.), 2. Buch.

Kühne-Peters, Handbuch der Krankenversicherung. Teil II. Ausführliche Erläuterungen zum 2. Buch der Reichsversicherungsordnung. 1950.

a) Krankenhilfe.

Unter Krankenhilfe im Sinne der RVO. fallen alle Arten von Leistungen, welche die Krankenkassen im Falle einer Erkrankung gewähren müssen oder dürfen.

RVO. § 182.

(1) Als Krankenhilfe wird gewährt:

1. Krankenpflege vom Beginn der Krankheit an; sie umfaßt ärztliche Behandlung und Versorgung mit Arznei sowie mit Brillen, Bruchbändern und anderen kleineren Heilmitteln und

2. Krankengeld in Höhe des halben Grundlohns für jeden Kalendertag, wenn die Krankheit den Versicherten arbeitsunfähig macht; es wird vom vierten Tage der Arbeitsunfähigkeit an gewährt.

(2) Die Krankenpflege muß ausreichend und zweckmäßig sein; sie darf jedoch das Maß des Notwendigen nicht überschreiten.

Die Kasse kann zu den Kosten für Zahnersatz, Zahnkronen und Stiftzähne Zuschüsse gewähren oder die gesamten Kosten übernehmen.

(Erl. RAM. v. 2. 11. 43 zu § 182 RVO.)

Wegen Ruhen der Krankenversicherung vgl. § 216 RVO.

Krankheit im Sinne der RVO. ist ein regelwidriger Körper- oder Geisteszustand, der die Notwendigkeit einer Heilbehandlung oder Arbeitsunfähigkeit zur Folge hat.　　　　　　　　　　　　　　　(RVA. 24. 5. 28.)

Krankheit schließt den Eintritt in ein versicherungspflichtiges Beschäftigungsverhältnis nicht aus.

(Bay. LVA. 5. 7. 15.)

Die *medizinische Ursache der Erkrankung* kann bei dem Versicherungsfall der Krankheit nicht außer Betracht bleiben; denn es liegt in der Natur der Sache, daß insbesondere hinsichtlich der Krankenpflege der Versicherungsschutz in seiner näheren Ausgestaltung durchaus durch den jeweiligen Krankheitszustand bestimmt wird, der eine besondere Art der Heilbehandlung erfordert (RVA. 21. 12. 40). Der Krankheit kommt aber regelmäßig erst dann versicherungsrechtliche Bedeutung zu, wenn dadurch die besonderen Voraussetzungen für einen Versicherungsfall gemäß § 182 Abs. 1 Nr. 1 oder Nr. 2 geschaffen werden: nämlich entweder Notwendigkeit der Heilbehandlung oder Arbeitsunfähigkeit oder beides zugleich.　　　　　　　(Kühne, S. 64.)

Als Beweis der Krankheit wird für die Kasse regelmäßig ein ärztliches Zeugnis erforderlich und hinreichend sein.

(Kühne, S. 65.)

Der *Versicherungsfall* tritt mit dem Beginn der Krankheit ein (AN. 20, S. 319). Ob etwa eine Krankheitsanlage oder Krankheitsbereitschaft schon früher bestand, ist unerheblich. Wenn der Versicherte, der an Rheumatismus leidet, eine Zeitlang keinerlei Krankenunterstützung bedurfte, dann aber einen Rückfall in diese Krankheit erleidet, so bezeichnet dieser Rückfall den Beginn einer neuen Erkrankung im Sinne der RVO.

(Kühne, S. 62 — vgl. auch Anm. zu § 183.)

Es ist nicht notwendig, daß dem Erkrankten *die Erkrankung zum Bewußtsein gekommen* sein muß, und daß er daraufhin ärztliche Hilfe in Anspruch genommen hat, oder daß die Krankheit angemeldet oder den zur Unterstützung berufenen Organen bemerkbar ist. Ob eine Krankheit vorliegt, bestimmt sich nach objektiven, von Sachverständigen festzustellenden Maßnahmen, nicht nach der Ansicht oder der Handlungsweise des Versicherten. Es muß aber die Krankheit selbst, nicht nur der Keim dazu vorhanden sein. (OVG. 7. I. 92.)

Mit dem *Beginn der Krankheit* entsteht der Anspruch auf Krankenhilfe, unbeschadet der Wartezeit für das Krankengeld (RVA. 27. 3. 17). Der Beginn der Krankheit bemißt sich in der Regel nach demjenigen Zeitpunkt, in dem der objektive Befund ärztlich festgestellt wurde. Doch erscheint es nicht ausgeschlossen, daß ihr Beginn auf einen früheren Zeitpunkt verlegt wird, sofern durch ärztliche Gutachten oder sonstige sachdienliche Beweismittel festgestellt werden kann, daß der Versicherte in der Tat schon zu einem früheren Zeitpunkt krank im Rechtssinne war. (Bad. VGH. 25. 6. 14.)

Als *Krankheitsende* gilt der Zeitpunkt, zu welchem die Krankheit weder eine Heilbehandlung erfordert noch Arbeitsunfähigkeit bedingt, auch wenn sie in medizinischem Sinne noch fortbesteht. (RVA. 24. 2. 20.)

Rekonvaleszenz schließt die Krankheit oder Arbeitsunfähigkeit nicht ohne weiteres aus, so daß selbst Personen, die in ein Rekonvaleszentenheim aufgenommen sind, als krank oder arbeitsunfähig angesehen werden können.   (OVG. 19. 11. 03.)

Rekonvaleszenz ist die an die eigentliche Krankheit sich anschließende Zeit, in welcher der Versicherte wegen der Nachwirkungen der überstandenen Krankheit verhindert ist, seine Arbeit fortzusetzen.   (AN. 92, S. 46.)

Krankheit.

Krankheit ist *hochgradige Kurzsichtigkeit* (Sächs. OGV. 13. 4. 10), *Zahnfäule* (RVA. 20. 2. 17), *Biß durch tollwütigen Hund*, auch wenn keinerlei Krankheitszeichen zutage getreten sind (AV. 05, S. 228), selbst wenn bezüglich des Hundes nur ein hinreichender, später nicht bestätigter Tollwutverdacht vorlag (AV. 04. S. 564), *Biß durch tollwutverdächtige Katze* (VA. München, 17. 3. 25), *Verlust der Vorderzähne*, verbunden mit Arbeitsunfähigkeit bei einem Posaunenbläser (Sächs. OVA., 26. 6. 13), *Blutschwamm beim Kinde* mit fortschreitendem Wachstum (AV. 36, S. 19).

Bei einer *lebensschwachen Frühgeburt* liegt dann Krankheit im Sinne der RVO. vor, wenn die Erhaltung des Lebens nur bei sorgfältiger ärztlicher und schwesterlicher Überwachung und besonderer Ernährung möglich ist oder wenn zur Erhaltung des Lebens die Frühgeburt sorgfältiger ärztlicher Überwachung und Pflege in einer Säuglingsklinik bedarf.   (RVA. 25. 5. 37.)

Unfruchtbarkeit bei jahrelang kinderlos gebliebenen Frauen, auch soweit sie nicht mit wesentlichen Beschwerden oder mit Arbeitsunfähigkeit verbunden ist, ist Krankheit im Sinne der RVO.   (RVA. 13. 6. 36.)

Schwangerschaftsunterbrechungen aus gesundheitlichen Gründen stellen Krankheit im Sinne der RVO. dar. Die Krankenkassen haben daher die Kosten für die notwendi-

gen Gutachten ohne Rücksicht darauf zu übernehmen,
zu welchem Ergebnis das Gutachterverfahren gelangt.

(Bad. MfWirtsch. 19. 7. 49.)

Hysterie ist ausnahmsweise dann Krankheit, wenn
der Versicherte sich dessen nicht bewußt ist, daß das
Leiden nur in wunschbedingten Vorstellungen wurzelt.

(AV. 27, S. 57.)

Vorgeschrittene Trunksucht, die sich durch krankhafte
Veränderung innerer Organe (Herz, Leber, Nieren, Magen)
und durch eine Schwächung des Nervensystems sowie
hinsichtlich des geistigen Zustandes, durch eine krankhafte Willenschwäche gegenüber der Neigung zum Alkoholgenuß, durch eine krankhafte Reizbarkeit und
sonstige Erscheinungen der Nervenschwäche kennzeich-
net, ist Krankheit im Rechtssinne (RVA. 6. 12. 15). Es
ist damit nicht gemeint, daß die vorgeschrittene Trunksucht nur dann anzunehmen sei, wenn die aufgeführten
regelwidrigen Erscheinungen zugleich in ihrer Gesamtheit vorliegen. Es genügt vielmehr, daß die Trunksucht
einen erheblichen Grad erreicht hat.   (RAV. 27. 4. 40.)

Trunksüchtig ist, wer einen derart krankhaften Hang zum
Trinken bekundet, daß er die Kraft verliert, dem Anreiz zum
übermäßigen Genuß geistiger Getränke zu widerstehen.

(Württ. OVA. 13. 10. 13.)

Ein *akuter Rauschzustand*, namentlich infolge übermäßigen Alkoholgenusses, ist Krankheit nur, wenn er
Heilbehandlung erfordert oder über drei Tage arbeitsunfähig macht, nicht aber, wenn die Ernüchterung von
selbst eintritt; eine Arbeitsunfähigkeit bis zu drei Tagen
gibt hier mit Rücksicht auf § 182 Abs. 1 Nr. 2 dem Zustand noch nicht das rechtliche Gepräge der Krankheit.

(RVA.i.AV. 40, S. 403.)

Keine Krankheit.

Keine Krankheit ist das bloße Tragen von *Plattfußeinlagen, orthopädischen Schuhen, einer Schienenhülse,*

eines Stockes oder Brille (AV. 18, S. 510, 619), *Fehlen einer Brille* (VA. Grimme, 14. 12. 42), *Menstruation, Schwanger-schaft* und *Wochenbett* für sich allein bei normalem Verlauf (AN. 97, S. 320), *Frosterscheinungen geringen Grades* mit bloßer Schwellung und Rötung der Haut (KG. 29. 10. 37), *angeborener Schwachsinn* (RVA. 19. 11. 36), *übliche Wechseljahrbeschwerden*, selbst wenn es sich um solche mit „hysterischen Zügen" handelt (OVA. Aussig, 15. 1. 43).

Kiefermißbildung ist keine Krankheit. Bei anormaler Stellung der Zähne liegt ein Schönheitsfehler vor. Die Krankenkassen dürfen eine solche orthopädische Zahnbehandlung nicht übernehmen, wenn auch eine Korrektur der Zahnstellung durch die psychische Einstellung des Versicherten notwendig erscheinen mag. (OVA. Darmstadt, 12. 2. 37); ein *angeborener Sprachfehler* ist Krankheit auch dann nicht, wenn zwar eine Fachbehandlung erwünscht, eine dauernde Heilung aber ausgeschlossen ist.
(OVA. Potsdam. 22. 7. 20.)

Traumatische Neurose ist nicht als Krankheit anzusehen, sondern eine Pseudokrankheit und nichts weiter als die seelische Reaktion von meist konstitutionell nervösen Menschen auf Wünsche und Hoffnungen für ihre Lebenssicherung, im speziellen eine Reaktion auf das Entschädigungsverfahren in seinem ganzen Umfang.
(Stier, Unfallneurose, 1926.)

Sinnlose Trunkenheit ist in der Regel, d. h. soweit hiermit nicht eine Störung der Gesundheit verbunden ist, keine Krankheit (PrOVG. 21. 6. 99). Auch Trunksucht allein ist keine Krankheit im Sinne der RVO. Es müssen dann schon schwerere organische oder geistige Störungen vorliegen. Dazu gehört auch eine krankhafte Willensschwäche gegenüber der Neigung zum Alkoholgenuß. Die Veränderungen müssen schwer genug sein, um daraus die Schlußfolgerung des gesetzlichen Krankheitsbegriffes zu ziehen. S. a. S. 18. (RVA. 22. 9. 37.)

Hierzu: *Trunkfälligkeit* ist nicht gleichbedeutend mit Trunksucht, vielmehr ein lasterhafter Hang zum Trinken, ein durch Angewöhnung an übermäßiges Trinken hervorgerufener Zustand, der nicht schon bei einmaliger oder gelegentlicher Trunkenheit vorliegt.   (Bad.Verw.GH. 25. 10. 04.)

Krankheitsverwandte Zustände.

Krankheit kann sein, wenn sich die Notwendigkeit der Krankenpflege zwecks Heilung oder Wiederherstellung der Arbeitsfähigkeit ergibt: *Chronische Kurzsichtigkeit, Bruchschäden, körperliche Mißbildungen* aller Art (Sächs. OVG. 13. 4. 10), *Zahnlosigkeit* (RVA. 4. 2. 31), *latenter Zustand von Geistesstörung* (RVA. 30. 10. 28), Behaftetsein mit *Ungeziefer*, wenn schon ein Reizzustand verursacht ist, der nicht bloß eine mechanische Beseitigung des Ungeziefers erfordert (AV. 08, S. 208), *angeborenes Schielen*, wenn nach dem ärztlichen Zeugnis in Zukunft Krankheit zu befürchten ist (RuPrAM. 24. 5. 37), ein *Sprachfehler*, der gewissen vorübergehenden Schwankungen zum Schlechteren und Besseren unterworfen ist, aber nur, wenn er bei zeitweiliger üblicher Verschlimmerung ärztlicher Hilfe bedarf (OVA. Hildesheim, 29. 8. 36).

Krankheitsverwandte Zustände, wie Schwächezustände und Beschwerden, die auf der natürlichen Entwicklung beruhen und sich in den Grenzen des regelmäßigen halten, sind nicht Krankheiten. Die auf dem Verfall der Kräfte beruhende *Altersgebrechlichkeit* ist kein Fürsorgegrund, kann es aber sein, wenn sie einen vorhandenen krankhaften Zustand verschlimmert (AV. 09, S. 83) oder wenn sie mit Begleiterscheinungen verläuft, die zwar nicht ungewöhnlich, aber doch nicht notwendig mit dem Altern verbunden sind und eine ärztliche Behandlung erfordern (AV. 17, S. 297), oder wenn eine durch Altersschwäche allein nicht bedingte Arbeitsunfähigkeit besteht.

(AV. 13, S. 827.)

Ein *Gebrechlicher* ist dann im Sinne des § 1259 RVO. außerstande, sich selbst zu erhalten, wenn er, insbesondere nach der ärztlichen Beurteilung, seinen notwendigen Lebensbedarf nicht durch Arbeit zu verdienen vermag. Was zum notwendigen Lebensbedarf gehört, ist nach den Umständen des Einzelfalles zu beurteilen. (RVA. 2. 4. 30.)

Chronische Krankheiten sind nicht schon deshalb als Krankheit anzusehen, weil mit ihnen eine Minderung der Erwerbsfähigkeit verbunden ist, sondern erst dann, wenn in dem Dauerzustand des Leidens eine Änderung eintritt, die eine Heilbehandlung erforderlich macht oder Erwerbsunfähigkeit bedingt. (Bd. VGH. 9. 12. 13.)

Bei der *Epilepsie* handelt es sich um eine Dauerkrankheit; erst eine plötzliche Häufung der Anfälle wird als Beginn der Krankheit im Rechtssinne anzusehen sein. (RAV. 26. 1. 16.)

Körperliche Mißbildungen sind keine Krankheiten. Ein Anspruch auf Krankenhilfe besteht erst dann, wenn sie Beschwerden verursachen, die sich als Krankheit im gesetzlichen Sinne äußern, wenn also ärztliche Behandlung oder die Anwendung von Arznei u. dgl. unbedingt notwendig oder wenn Arbeitsunfähigkeit vorliegt. Die Beseitigung solcher Mißbildungen gehört nicht zum Aufgabenbereich der gesetzlichen Krankenversicherung.(OVA. Darmstadt, 12. 2. 37.) Hierbei ist es ohne Bedeutung, ob die Mißbildung angeboren oder sich erst allmählich herausgebildet hat. (AV. München, 11. 8. 32.)

Die Krankenkasse hat auch bei *angeborenen Leiden* (z. B. Schiefhals) zu leisten, wenn eine Operation zur Beseitigung von Beschwerden oder der Gefahr unmittelbar drohender Verschlimmerung notwendig wird. (RVA. 27. 3. 41.)

Bei *angeborenen Krüppelleiden* als Krankheit im Sinne der RVO. ist es für den Begriff der Krankheit ohne Bedeutung, ob durch sie augenblicklich körperliche Beschwer-

den empfunden werden, wenn feststeht, daß die Mißbildung zu Beschwerden führen kann. Sie ist daher als
krankhafte Ausbildung des Körpers anzusehen. Da nur
die sofortige Behandlung Aussicht auf Erfolg aufweist,
kann die Behandlung auch nicht bis zum Eintritt der
Beschwerden ausgesetzt werden. Die sofortige Behandlung der Krankheit stellt sich daher als gerechtfertigt dar.
(VA. Oppeln, 10. 2. 37.)

Ob *Verkrüppelung als Krankheit* anzusehen ist, hängt von
den Umständen des Einzelfalles ab. Insbesondere ist hiernach
gegebenenfalls zu prüfen, ob eine ärztliche Behandlung nicht
nur erwünscht, sondern tatsächlich erforderlich ist.
(RAV. 32/1142.)

Über den Begriff der „Verkrüppelung" s. S. 12.

Ärzte, sowie solche Krankenpflegepersonen und sonstige
Fürsorgeorgane, welche gelegentlich ihrer Berufsausübung bei
jugendlichen Personen unter 18 Jahren eine Verkrüppelung
oder die Anzeichen drohender Verkrüppelung beobachten, sind
verpflichtet, hiervon binnen einem Monat unter Bezeichnung
des Krüppels und der Verkrüppelung Anzeige zu erstatten.
(KfG. §§ 3 u. 5.)

Ein *Gebrechen wird erst dann zur Krankheit*, wenn sich
besondere Beschwerden oder Schmerzen einstellen, die
der Heilbehandlung bedürfen oder wenn die Gefahr einer
wesentlichen Verschlimmerung des Zustandes droht
(RVA. 6. 7. 39.). Wenn schwere Körperschäden vorliegen,
denen bei rechtzeitiger chirurgischer Behandlung abge-
holfen werden kann, so ist die Leistungspflicht der Kasse
auch dann gegeben, wenn ein Geburtsfehler vorliegt.
(AV. Gandersheim, 3. 10. 36.)

Gebrechen im Sinne des § 1259 Abs. 1 Satz 3 RVO. ist ein
von der Regel abweichender körperlicher oder geistiger Zustand, mit dessen Dauer für nicht absehbare Zeit zu rechnen ist.
(RVA. 18. 4. 28.)

Kyphoskoliose ist dann Krankheit, wenn Behandlungsbedürftigkeit vorliegt, und das Fortschreiten der Rückgratverkrümmung aufzuhalten oder sogar Besserung zu

erzielen ist (RVA. 24. 6. 37). Die Frage, ob ärztliche Behandlung notwendig ist, hängt von der Ursache der Skoliose und ihrer voraussichtlichen weiteren Entwicklung, insbesondere ihrer Entwicklung auf andere Organe ab.   (RVA. 11. 9. 36.)

Orthopädisches Turnen rechnet dann zur Krankenhilfe, wenn es bei einer Wirbelsäulenverkrümmung zur Beseitigung bestehender Schmerzen oder zur Verhinderung der Verschlimmerung notwendig ist. Ohne die Merkmale einer Krankheit im Sinne der RVO. (Heilbehandlung oder Arbeitsunfähigkeit) können die Krankenkassen im Einzelfalle orthopädisches Turnen bei Rückgratverkrümmung auch dann bewilligen, wenn dadurch drohende Erkrankungen verhindert werden (vorbeugende Maßnahme nach § 187 Nr. 4 RVO).   (RVA. 6. 7. 39.)

Das Vorliegen von *Wolfsrachen mit Hasenscharte* ist ein Zustand, der körperliche Schäden im Gefolge hat, die für den Kranken eine starke Hinderung bedeuten. Dies wird dadurch erschwert, daß hier gleichzeitig *zwei körperliche Mißbildungen zusammentreffen*, die für den Kranken in seinem ganzen Leben schwerwiegende Nachteile zur Folge haben und ihn in seiner Gesundheit beeinträchtigen. Hier ist eine Krankheit im Sinne des Gesetzes anzunehmen.   (VA. Gandersheim, 3. 10. 36.)

Was den Leistungsanspruch von *nichtorganisch erkrankten Bazillenträgern* betrifft, so ist das Ausscheiden ansteckender Bazillen als ein regelwidriger Körperzustand anzusehen, als Krankheit jedoch nur dann, wenn er behandlungsbedürftig ist oder Arbeitsunfähigkeit bedingt. Nicht in jedem Falle rechtfertigt eine rein ärztlich zu bejahende Ansteckungsgefahr für die Umwelt auch die Annahme von Arbeitsunfähigkeit im Sinne der RVO; erst, wenn die Gesundheit von Personen, mit denen der Versicherte zu tun hat, wesentlich gefährdet ist, oder aber, wenn die Art des Berufes eine Weiterbeschäftigung

unmöglich macht. So ist z. B. ein Koch, der Paratyphus-
bazillen ausscheidet, so lange krank und arbeitsunfähig
im Sinne der KV, als die Beendigung der Ansteckungsgefahr nicht einwandfrei festgestellt ist. (RVA. 7. 11. 36.)

Vgl. hierzu: Preuß. Schulseuchenerlaß v. 22. 9. 27.

Wiederzulassung von Dauerausscheidern bei *Diphtherie*:
8 Wochen nach „klinischer Genesung".

Bei *Typhus* nur auf Grund eines Gutachtens des zuständigen beamteten Arztes.

Somit ist auch ein Anspruch auf Krankenhilfe nicht
gegeben, wenn ein *Bazillenträger* selbst keine der Behandlung bedürftigen Beschwerden hat und voll arbeitsfähig
ist und nur gesundheitspolizeilich seine Fernhaltung von
der Arbeit und Arbeitsstätte zum Schutze der Mitarbeiter
angeordnet war (AV. 29, S. 224). Die zur Abwendung
der Ansteckungsgefahr notwendige ärztliche Überwachung und Absonderung gehört zu dem Aufgabengebiet
der Gesundheitspolizei.   (RVA. 25. 11. 35.)

Krankheit im Sinne der KV. liegt bei *Tripper und
Syphilis* nicht unmittelbar im Augenblick der Anstek-
kung vor; die Symptome der Krankheit müssen, damit
von Krankheitsbeginn die Rede sein kann, in bestimmter
Weise zur äußeren Erscheinung gelangen.

(Bay. LVA. 25. 1. 18.)

Hierzu: *Geschlechtskrankheiten* im Sinne des Gesetzes
sind Syphilis, Tripper und Schanker ohne Rücksicht darauf,
an welchen Körperteilen die Krankheitserscheinungen auftreten. (§ 1 d. Gesetzes z. Bekämpfung d. Geschlechtskrkh.)

Die deutsche Gesellschaft zur Bekämpfung der Geschlechtskrankheiten hat für die Rechtssprechung und Praxis den
Begriff der Ansteckungsgefahr wie folgt festgelegt: Als ansteckend gilt *Syphilis* bis 4 Jahre nach der Ansteckung,
Gonorrhoe bis 3 Monate nach abgeschlossener ärztlicher Behandlung, der weiche *Schanker* bis 3 Monate nach Ansteckung.
Als *nicht mehr ansteckend* gilt: *Syphilis,* wenn 2 Jahre nach
abgeschlossener Behandlung keine Krankheitserscheinungen

mehr vorliegen, *Gonorrhoe* 3 Monate nach abgeschlossener Behandlung, wenn die Absonderung aus der Harnröhre, Fäden des Urins und Prostatasekret keine Gonokokken mehr enthalten. Entscheidend ist einzig und allein das Vorliegen einer praktischen Ansteckungsgefahr.

Kann aus besonderen Gründen an dem Beschäftigungsorte, an dem zunächst Krankenpflege gewährt war, auf einen Heilerfolg nicht gerechnet werden, so kann der Versicherte die weitere Gewährung der *Krankenpflege an seinem Wohnort* beanspruchen. (AN. 19, S. 352.)

Familienhilfe.

RVO. § 205 Abs. 1.

Versicherte, die innerhalb der letzten sechs Monate mindestens drei Monate auf Grund eines Reichsgesetzes für den Fall der Krankheit versichert waren, erhalten für den unterhaltsberechtigten Ehegatten und die unterhaltsberechtigten Kinder, wenn diese sich gewöhnlich im Inland aufhalten und nicht anderweit einen gesetzlichen Anspruch auf Krankenpflege haben, bis zur Dauer von dreizehn Wochen ärztliche Behandlung im gleichen Umfang wie Versicherte. Von den Kosten für Arznei und kleinere Heilmittel wird die Hälfte erstattet. Die §§ 187 b und 187 c gelten entsprechend.

Der Erl. d. RAM. v. 2. 11. 43 bestimmt zu § 205 bis auf weiteres:

a) Versicherte erhalten für den unterhaltsberechtigten Ehegatten und die unterhaltsberechtigten Kinder, wenn diese sich gewöhnlich im Inland aufhalten und nicht anderweit einen gesetzlichen Anspruch auf Krankenpflege haben, ärztliche Behandlung zeitlich unbegrenzt. Eine Wartezeit ist nicht mehr erforderlich.

c) Die Satzung kann Krankenhauspflege bis längstens sechsundzwanzig Wochen oder an ihrer Stelle einen Zuschuß hierfür zubilligen; der Zuschuß kann unmittelbar an das Krankenhaus gezahlt werden.

d) Die Kasse kann zu den Kosten für Zahnersatz, Zahnkronen und Stiftzähnen Zuschüsse gewähren oder die gesamten Kosten übernehmen.

Behandlung von Geschlechtskrankheiten entspr. Gesetz v. 15. 1. 41 (s. bei § 183, S. 77).

Die *Versorgung mit Arznei und kleineren Heilmitteln* ist zeitlich allgemein unbegrenzt; der Wegfall der zeitlichen Leistungsbegrenzung gilt auch für satzungsmäßig in die Familienkrankenhilfe einbezogene Angehörige.

Die *Tätigkeit des Vertrauensarztes* beschränkt sich, von den Besonderheiten der Krankenhauspflege abgesehen, im wesentlichen auf die Nachprüfung der Verordnungen von Versicherungsleistungen in den erforderlichen Fällen.   (Kühne, S. 128.)

Ärztliche Behandlung, Sachleistungen und Heilmittel.

RVO. § 122.

Die ärztliche Behandlung im Sinne dieses Gesetzes wird durch approbierte Ärzte, bei Zahnkrankheiten auch durch approbierte Zahnärzte (§ 29 der Gewerbeordnung) geleistet. Sie umfaßt Hilfeleistungen anderer Personen, wie Bader, Hebammen, Heildiener, Heilgehilfen, Krankenwärter, Masseure u. dgl. sowie Zahntechniker, nur dann, wenn der Arzt (Zahnarzt) sie anordnet oder wenn in dringenden Fällen kein approbierter Arzt (Zahnarzt) zugezogen werden kann.

In der Krankenversicherung umfaßt die ärztliche Behandlung nicht nur die eigene Tätigkeit des Arztes, sondern auch die Tätigkeit anderer, zur Unterstützung herangezogener *Hilfspersonen.*   (RVA. 1. 3. 38.)

Die oberste Verwaltungsbehörde kann bestimmen, wieweit auch sonst Hilfspersonen innerhalb der staatlich anerkannten Befugnisse selbständige Hilfe leisten können.

Beschränkt sich die *Tätigkeit des Arztes* lediglich auf die Anordnung der Hilfeleistung, und wird diese selbst, ohne daß eine persönliche Überwachung durch den Arzt hierbei erforderlich ist, von dritten Personen selbständig ausgeführt, so ist die Hilfeleistung wie das bei ihr zur Sicherung des Heilerfolges verwandte sächliche Mittel der ärztlichen Behandlung nicht mehr zuzurechnen, sondern grundsätzlich als Heilmittel anzusehen.   (RVA. 1. 3. 38.)

RVO. § 368 d Abs. 1.

Der Arzt ist seiner Kasse gegenüber verpflichtet, den Kranken ausreichend und zweckmäßig zu behandeln. Er darf das Maß des Notwendigen nicht überschreiten, hat eine Behandlung, die nicht mehr notwendig ist, abzulehnen, die Heilmaßnahmen, insbesondere die Arznei, die Heil- und Stärkungsmittel nach Art und Umfang wirtschaftlich zu verordnen und auch sonst bei Erfüllung der ihm obliegenden Verpflichtungen die Kasse vor Ausgaben soweit zu bewahren, als die Natur seiner Dienstleistungen es zuläßt. Die Bescheinigung über die Arbeitsunfähigkeit und ihre Dauer ist unter gewissenhafter Würdigung der maßgebenden Verhältnisse auszustellen. Der Arzt, der die nach den Umständen erforderliche Sorgfalt außer acht läßt, hat der Kasse den daraus entstehenden Schaden zu ersetzen. Diese dem Kassenarzt obliegenden Verpflichtungen können nicht im voraus durch Vertrag aufgehoben oder beschränkt werden.

Abs. 2. Die kassenärztliche Vereinigung überwacht die Erfüllung der den Kassenärzten obliegenden Verpflichtungen; die Aufgaben der Vertrauensärzte der Krankenkassen bleiben unberührt.

§ 369 RVO. regelt die *Ärztewahl*, d. h. die Befugnis des Versicherten, unter den Kassenärzten einen ihm genehmen Arzt auszuwählen.

Ärztliche Behandlung.

Ärztliche Behandlung ist die auf Heilung oder Besserung der Kranken gerichtete Tätigkeit des Arztes oder seines Gehilfen.

Behandelnder Arzt ist derjenige Arzt, der dem Erkrankten für die Heilung der Krankheit oder zur Verhütung ihrer Verschlimmerung auf Grund seiner medizinischen Kenntnisse Rat erteilt oder die für die Heilung oder Verhütung der Verschlimmerung erforderlichen Maßnahmen selbst durchführt.

(EuM. 23, S. 371.)

Behandlung durch einen Facharzt ist als notwendig anzunehmen, wenn nach den Umständen sachgemäße ärztliche Hilfe nicht anders gewährt werden kann.

Heilbehandlungsbedürftigkeit setzt einen krankhaften Körper- oder Geisteszustand voraus, bei dem ohne die Fortdauer ärztlicher Behandlung oder arzneilicher Versorgung eine Besserung des Leidens ausgeschlossen oder dessen Verschlimmerung zu erwarten ist (RVA. 18. 3. 20). Sie ist erforderlich, wenn durch sie ein Heilerfolg verbürgt wird und wenn andere gleich wirksame Heilmethoden nicht in Betracht kommen oder von der Kasse nicht zur Verfügung gestellt werden.   (RVA. 7. 11. 29.)

Notwendig ist die *Heilbehandlung auch dann*, wenn sie zur Linderung des Leidens führt, wobei allerdings regelmäßig nicht genügt, daß sie in der Hauptsache nur einen suggestiven Einfluß ausübt.   (AV. 17, S. 588.)

Indessen wird bei manchen Krankheitszuständen, insbesondere bei Geisteskrankheiten, auch eine auf *suggestive Einflüsse* abgestellte Methode ärztliche Behandlung sein. Die Notwendigkeit ist im Einzelfalle unter billigem Ermessen bei Würdigung aller Verhältnisse zu beurteilen.   (Hahn, S. 264)

Der Versicherte kann nicht ohne Rücksicht auf die größeren Kosten von der Krankenkasse die von ihm *gewünschte Behandlung* verlangen, wenn dem unbedingten Bedürfnis durch eine billigere Kur genügt werden kann.   (RVA. 20. 1. 27.)

Bei einer *Erkrankung außerhalb der Wohnung* gehören die Kosten des *Transportes* des Kranken an einen Ort zur Erlangung der ersten ärztlichen Hilfe mit zu den Kosten derselben, auch wenn der Kranke vor der Erreichung dieses Zweckes stirbt. Kosten des Transportes in die Wohnung sind u. U. Behandlungskosten.   (AV. 21, S. 168.)

Die bloße *ärztliche Überwachung* steht einer ärztlichen Behandlung nicht gleich.   (AN. 20, S. 322.)

Arznei.

Unter den *Begriff der Arzneimittel* fallen alle zur unmittelbaren Krankheitsbehandlung nötigen oder üblichen Mittel, also auch Verbandsstoffe. (RG. 25. 3. 19.)

Die *Arzneien unterscheiden sich von den Heilmitteln* in engerem Sinne darin, daß letztere auf den Körper überwiegend äußerlich einwirken, während unter Arznei diejenigen Mittel zu verstehen sind, die im wesentlichen auf den inneren Organismus wirken, indem sie ihm in geeigneter Weise durch Einnehmen, Einlauf oder Einspritzung zugeführt werden.
(EuM. 25, S. 318.)

Brunnenkuren gehören zu den Arzneien, da sie im wesentlichen dazu bestimmt sind, kräftigend und heilend auf den inneren Organismus zu wirken. (RVA. 29. 6. 39.)

Die Kasse ist zur Tragung der Kosten für *nicht allgemein anerkannte Heilmittel* (z. B. Friedmannsches Tuberkulosemittel) nicht verpflichtet (AV. Hamburg, 28. 5. 20); unzulässig ist die Lieferung von *empfängnisverhütenden Mitteln* durch die Krankenkasse. (VA. Torgau, 6. 10. 29.)

Insulinbehandlung Schizophrener (RAM. 25. 5. 38), *Cardiazolbehandlung Geisteskranker* (RAM. 2. 11. 38) überschreitet als zweckmäßig und erfolgversprechend nicht das Maß des Notwendigen. Ebenso Blutübertragung und Hautübertragung.

Sachleistungen.

Sachleistungen sind solche, die der Arzt vornimmt oder verantwortlich leitet. (RVA. 25. 2. 24.)

Zur ärztlichen Behandlung (Sachleistungen) gehören: *Röntgendiagnostik.* (Bad. VG. 29. 1. 01.) *Röntgenbestrahlung* und Anwendung von *Heißluft.* (Old. OVG. 11. 1. 12.) *Licht-, Höhensonne- und Diathermiebehandlung.* (RVA. 16. 1. 25.) *Gewöhnliches Elektrisieren*, das allgemein dem Gebiet ärztlicher Betätigung angehört und das durch den

Arzt selbst vorgenommen wird. (Bad. VGH. 12. 7. 11.) *Mediko-mechanische Behandlung*, die vom Arzt angeordnet ist und von diesem überwacht wird. (RVA. 31. 5. 15.) *Harnuntersuchung* (AV. 15., S. 744), sowie die regelmäßige Untersuchung von Diabetikern auf Blut- und Urinzucker sind ärztliche Behandlung.   (Bay. AM. v. 14. 12. 48.)

Die Verabfolgung von ärztlich verordneten *elektrischen Glühlichtbädern mit Massagen* ist der ärztlichen Behandlung dann nicht zuzurechnen, wenn der Arzt, der für seine Maßnahmen die Verantwortung trägt, selbst weder anwesend noch leitend oder beaufsichtigend bei der Durchführung der verordneten Heilmaßnahme tätig geworden ist.   (RVA. 19. 12. 33.)

Bäder gehören nur dann zu den ärztlichen Sachleistungen, wenn sie unter Beteiligung des behandelnden Arztes verabfolgt werden.   (Braunschw. VGH. 18. 12. 14.)

Heilmittel und Hilfsmittel.

Heilmittel (kleinere = Regelleistung, große = Mehrleistung) sind im allgemeinen die zur Beseitigung oder Linderung der Krankheit oder zur Sicherung des Heilerfolges dienenden sächlichen Mittel.   (AV. 99, S. 331.)

Hilfsmittel sind diejenigen Mittel, die nach beendetem Heilverfahren zur Erhaltung der Arbeitsfähigkeit erforderlich sind.

Ob hiernach ein Mittel der einen oder anderen Gruppe zuzurechnen ist, läßt sich nur nach den besonderen Umständen des Einzelfalles entscheiden.

Zur *Gewährung von Heilmitteln* ist eine Kasse nur verpflichtet, wenn eine Krankheit vorliegt, zu deren Behebung oder Linderung das in Frage kommende Heilmittel erforderlich oder doch dienlich erscheint.

(Bay. VGH. 23. 2. 14.)

Heilmittel, die unter die Krankenhilfe nach § 182 Abs. 1 Nr. 1 RVO. fallen, bedürfen *nicht der Genehmigung der Kasse*, dies auch dann nicht, wenn die Krankenordnung eine solche Genehmigungspflicht aussprechen sollte, denn diese Heilmittel sind Pflichtleistungen der Krankenkasse.

(RVA. 28. 2. 37.)

Eine Krankenkasse darf die Gewährung kassenärztlich verordneter Heilmittel nicht deswegen verweigern, weil ihr die ärztliche Verordnung, entgegen den Bestimmungen der Krankenordnung, nicht vorher zur *Genehmigung* vorgelegen hat. (RVA. 18. 2. 37.)

Plattfußeinlagen oder Plattfußschuhe werden immer als Heilmittel anzusehen sein, wenn sie schon während des Heilverfahrens zum Fortgange des Heilprozesses, z. B. zur Entlastung kranker Körperteile dienen sollen, und daher verordnet werden, während sie umgekehrt als Hilfsmittel anzusehen sind, wenn sie nach dem beendeten Heilverfahren für nötig erachtet werden, um das Ergebnis des Heilverfahrens sicherzustellen. (AV. 10, S. 633.)

Hierzu: Verordnung d. RWiM. v. 8. 11. 1938 über Herstellung orthopädischer Maßschuhe.

Soll durch eine *Leibbinde* der Heilerfolg einer Operation gesichert werden, so ist die Leibbinde ein Heilmittel. (AV. München, 8. 1. 07.)

Richtlinien für die Verordnung von Leibbinden, nach O. Klett, in Vertr. u. Kkasse 1937, H. 5.

Leibbinden dürfen nur verordnet werden
    1. bei wirklich schlaffen Bauchdecken,
    2. frühestens 2 Jahre nach Erhalt der letzten Leibbinde,
    3. die alte Leibbinde muß dem Vertrauensarzt vom Patienten vorgelegt werden.

Leibbinden sind abzulehnen, da zwecklos, bzw. schädlich
    1. bei straffen Bauchdecken,
    2. nach Leib- und Unterleibsoperationen,
    3. Unterleibs-, Magen- und sonstigen Eingeweidesenkungen,

4. bei Nieren-, Gallenblasen-, Unterleibs- und sonstigen Erkrankungen. (s. a. S. 166.)

Ein *Kunstauge* ist als Heilmittel anzusehen, solange, es nicht nur als Schönheitsmittel gegen die Verunstaltung zu betrachten ist, sondern auch Veränderungen und Entzündungen in der Augenhöhle verhindern soll (RVA. 20. 8. 30); die Lieferung eines Kunstauges nach abgeschlossener Heilbehandlung kommt im allgemeinen nur als Gewährung eines Hilfsmittels im Sinne des § 187 Nr. 3 RVO. in Frage.   (RVA. 14. 9. 35.)

Schutzgläser (Hallauer = farbige Gläser, Ultrasin = farblose Gläser) sind nur bei gewissen Entzündungen oder bei Überempfindlichkeit der Augen zu gewähren. Fernrohrbrillen sind nicht als Brillen im Sinne der RVO. anzusehen.   (RVA. 25. 9. 23.)

Als Heilmittel im engeren Sinne sind *künstliche Gebisse* oder *einzelne Zähne und Zahnersatzmittel* aller Art nur dann anzusehen, wenn sie zur Heilung oder Milderung einer Zahnkrankheit oder einer durch den Zustand der Zähne bedingten anderen Krankheit, z. B. der Mundhöhle oder des Magens dienen.   (RVA. 4. 2. 31.)

Krücken, Stöcke, Stützkorsetts und andere Stützapparate, die vornehmlich als Hilfsmittel nach abgeschlossenem Heilverfahren in Betracht kommen, können aber nach besonderen Umständen des Einzelfalles auch Heilmittel sein, wenn sie der Wiederherstellung der Arbeitsfähigkeit oder dem Fortgange des Heilprozesses durch Entlastung kranker Körperteile dienen sollen, ebenso auch Glasaugen.   (AV. 10, S. 82 u. S. 152.)

Milch ist für Lungentuberkulose als Heilmittel anzusehen.   (RVA. 24. 10. 17.)

Elektrische Lichtbäder (VA. Mannh. 8. 1. 07), sowie *Kohlensäurebäder und Heißluftbäder*, die in einer öffentlichen Badeanstalt verabfolgt werden, sind nicht ärztliche Behandlung, sondern kleinere Heilmittel.

(OVA. Magdeburg, 19. 12. 31.)

Hygienische Mittel, die nicht zur Bekämpfung der Krankheit, sondern zur Erhaltung der Gesundheit dienen, sind keine Heilmittel; auch *Ernährungs- und Stärkungsmittel* gehören nicht dazu. Sie haben aber im Einzelfall, wenn sie zu Heilzwecken vom Arzt verordnet sind, also zur Heilung der Krankheit oder zur Beseitigung der dadurch verursachten Arbeitsunfähigkeit dienen, als Heilmittel zu gelten. (AN. 17, S. 640.) Da *Milch* bei Kindern allgemein als Nahrungsmittel Verwendung findet, so stellt sie, wenn sie vom Arzt verordnet wird, ein Heilmittel nicht schon dann dar, wenn sie eine mittelbare Heilwirkung durch Kräftigung des Allgemeinzustandes herbeiführen soll. (RVA. 6. 9. 35.)

Fieberthermometer und *Spuckflaschen* gehören zu den kleineren Heilmitteln, die grundsätzlich von den Krankenkassen zu liefern sind. (RAM. 18. 1. 23); der Umstand, daß sie zugleich Gegenstände des Lebensbedarfs sind, nimmt ihnen die Eigenschaft von Heilmitteln nicht.

(Sächs. LVA. 1. 7. 16.)

Eine Verpflichtung, ein *Reservebruchband* zu liefern, besteht nicht; auch wird neben dem *orthopädischen Schuh* ein Schuh für den unverletzten Fuß nicht zu gewähren sein.. (RVA. 15. 4. 20.)

Genügt bei Krampfadern eine *Idealbinde* zum Wickeln der Beine, so überschreiten Gummistrümpfe das Maß des Notwendigen. Das gleiche gilt, wenn die Verödung der Krampfadern angezeigt ist.

Nicht zu den kleineren Heilmitteln gehören kostspielige *Beinschienenapparate* (Pr.OVG. Bd. 15, S. 395) und *Stützkorsetts* (AV. 05, S. 144).

Innerhalb der Unterstützungspflicht hat die Kasse ohne weiteres die Pflicht, die *Kosten der Ausbesserung* oder des Ersatzes gewährter Heil- oder Hilfsmittel, wenn sie schadhaft oder unbrauchbar geworden sind, zu tragen.

(AV. 21, S. 89.)

Die *Beherbergung und Beköstigung* von Kranken gehört nicht zu den ärztlichen oder ähnlichen Hilfeleistungen oder zu den Heilmitteln.   (Urt. d. RFH. 8. 5. 36.)

Die *Nachprüfung* der Ausführung *einer ärztlichen Verordnung* gehört nicht zu den Aufgaben des vertrauensärztlichen Dienstes, sondern ist grundsätzlich Aufgabe des Kassenarztes.

(RVA. 15. 12. 38.)

Zu den *notwendigen Kosten* der ärztlichen Behandlung gehören auch solche, durch die sie erst ermöglicht wird: die Kosten eines Wagens, eines telefonischen Gesprächs, eines Telegramms *zur Herbeiholung des Arztes* oder die Kosten einer notwendigen Reise zum Arzt einschließlich der Kosten des Unterhalts auf der Reise und die Kosten einer notwendigen Begleitung.   (AV. 20, S. 399.)

Operation.

Eine Verpflichtung zur *Duldung einer Operation* besteht nur dann, wenn diese gefahrlos ist, eine wesentliche Besserung verspricht, und wenn der Ersatzpflichtige die Kosten dafür trägt.   (OLG. Königsberg, 24. 5. 28.)

Die *Operation muß gefahrlos* sein. Unter Gefahr ist nicht nur die Lebensgefahr, sondern jede weitere Gefährdung der körperlichen Unversehrtheit, also etwa auch die Verschlimmerungs- oder die Verstümmelungsgefahr zu verstehen.

(EuM. Bd. 34/37.)

Die *Operation ist nicht zumutbar*, wenn sie mit nennenswerten Schmerzen verbunden ist; ein gewisses Maß von Schmerzen glaubt das RG. einem Verletzten zumuten zu können.   (EuM. Bd. 39/269.)

Der *Zweck der Operation* muß mit hoher Wahrscheinlichkeit erreicht werden; ihr Erfolg, nämlich die sichere Aussicht auf Heilung oder beträchtliche Besserung, muß also feststehen.　　　　　　　　　　　(EuM. Bd. 13/177.)

Das RVA. stellt sich auf den Standpunkt, daß ein verletzter, in seiner Funktion gestörter Teil des körperlichen Organismus nicht als unversehrt anzusprechen sei. Demgemäß erachtet es hier den Einwand des Selbstbestimmungsrechts über die körperliche Sphäre als ausgeschaltet.

Verweigert der Versicherte die Vornahme einer *Operation*, so kann die Krankenkasse auf Grund dieses Verhaltens die Leistungen nicht einstellen. (DK. 29, S. 504); Operationsablehnung durch den Kranken enthält nur dann ein mitwirkendes Verschulden seinerseits, wenn sie mindestens mit hoher Wahrscheinlichkeit eine Heilung oder doch wesentliche Besserung verspricht. Sind die Ärzte verschiedener Ansicht und rät insbesondere der Vertrauensarzt des Kranken mit haltbaren Gründen von einer Operation ab, so ist die Ablehnung des Kranken begründet.　　　　　　　　　　　(RG. 12. 7. 30.)

Verweigert ein Versicherter die Vornahme einer ungefährlichen *Krampfader-Operation*, so verliert er während der Dauer der unberechtigten Weigerung den Anspruch auf Krankenhilfe.　　　　(OVA. Hildesheim, 17. 5. 38.)

Kassenmitglieder brauchen die *Entnahme von Rückenmarksflüssigkeit* nicht zu dulden. (RVA. 21. 1. 30); die operative Behandlung einer *Lungentuberkulose* durch Anlegen eines *Pneumothorax* ist ein Verfahren, das der Zustimmung des Patienten bedarf und dessen Erfolg unsicher ist.　　　　　　　　　(OVA. Berlin, 3. 10. 35.)

Zu den *ärztlichen Eingriffen*, die nur *mit Einwilligung* des Kranken vorgenommen werden dürfen, gehören die Entnahme von Rückenmarksflüssigkeit, die Cystoskopie, der Uretherenkatheterismus und die Dehnung der Harnröhre.
(2. Verord. z. Bekämpf. d. Geschlechtskrh. v. 27. 2. 40 zu § 4 d. Gesetzes.)

Bei einem bestehenden Bruchleiden kann das *Tragen eines Bruchbandes* dann nicht als zufriedenstellende Lösung betrachtet werden, wenn der Bruch und seine Folgen im Wege einer Operation beseitigt werden können und durch die Operation dem Versicherten erhöhte körperliche Leistungskraft verschafft werden kann. Die Bruchoperation führt in den meisten Fällen zu einem dauernden Erfolg, während die Verordnung von Bruchbändern nur als behelfsmäßige Lösung betrachtet werden kann. Die Leistungsfähigkeit ist selbst dann wesentlich eingeschränkt, wenn bei einem bestehenden Bruch ein Bruchband getragen wird. Dagegen wird die volle Einsatzfähigkeit durch eine *Operation des Bruches* sichergestellt. Von diesem Gesichtspunkt aus betrachtet, dürfen die Kosten einer Krankenhausbehandlung wegen der Operation eines Bruches nur beim Vorliegen außergewöhnlicher Verhältnisse abgelehnt werden. (RVA. 17. 12. 38.)

Nur wegen besonderer Kostspieligkeit kann die Kasse Operationen nicht versagen. (Hahn, S. 264.)

Zahnbehandlung.

RVO. § 123.

Bei Zahnkrankheiten mit Ausschluß von Mund- und Kieferkrankheiten kann die Behandlung außer durch Zahnärzte mit Zustimmung der Versicherten auch durch Zahntechniker gewährt werden. Die oberste Verwaltungsbehörde bestimmt, wieweit auch sonst Zahntechniker bei solchen Zahnkrankheiten selbständige Hilfe leisten können. Sie kann bestimmen, wieweit dies auch Heildiener und Heilgehilfen tun können. Sie bestimmt ferner, wer als Zahntechniker im Sinne dieses Gesetzes anzusehen ist.

Zahnersatz ist nicht als ärztliche Behandlung anzusehen. (RVA. 8. 8. 39.) Er ist ein Heilmittel, wenn er zur Beseitigung oder zur Linderung der Krankheit oder zur Sicherung des Heilerfolges erforderlich ist. Zahnersatz kann auch eine Maßnahme zur Verhütung von

Krankheit sein, ferner ein Mittel gegen Verunstaltung, zur Herstellung oder Erhaltung der Arbeitsfähigkeit.

Kann bei *Zahnfäule* (Karies) ein Zahn durch Füllung längere Zeit gehalten werden, darf der Versicherte nicht darauf verwiesen werden, den Zahn ziehen zu lassen.

(AN. 17, S. 459.)

Die Kasse kann zu den Kosten für *Zahnersatz, Zahnkronen und Stiftzähne* Zuschüsse gewähren oder die gesamten Kosten übernehmen. (RAM. 2. 11. 43.)

Paradentosen ist keine Pflichtleistung der Krankenkassen (VA. Liebenwerda, 28. 8. 37); die Befestigung der infolge Paradentoseerkrankung gelockerten Zähne mittels einer *Brückenschiene* ist nicht als ärztliche Behandlung anzusehen (RVA. 24. 11. 38). Die Krankenkassen sind zur Übernahme von *Paradentosebehandlung* nur unter besonderen Voraussetzungen (Ausschaltung einer drohenden Arbeitsunfähigkeit, Vorliegen einer Berufsgruppe, für die gesunde Zähne aus berufsfähigerhaltenden, ästhetischen oder gesundheitspolizeilichen Gründen wichtig sind) verpflichtet. (VA. München, 8. 5. 37.)

Die Behandlung der *Karies der Zähne* ist, auch wenn weder Schmerz noch Störung der Kaufähigkeit besteht, nicht etwa bloße Vorbeugung, sondern gebotene ärztliche Behandlung einer schon bestehenden Krankheit (AN. 17, S. 459, 461), desgl. kieferorthopädische Behandlung eines Kindes (AV. 44, S. 83).

Das *Plombieren der Zähne* ist, sofern es der Beseitigung oder Minderung einer Zahnkrankheit dient, ärztliche Behandlung (AN. 15, S. 814), desgl. *Kieferschienungen* (EuM. Bd. 31, S. 13). Kann aber im besonderen Falle dem Heilzwecke in billigerer Weise genügt werden, so ist die Kasse zum Mehraufwande nicht verpflichtet. Zu beachten ist jedoch, daß nach der Rechtsprechung des RVA. (AN. 17, S. 459) auf die Erhaltung der Zähne besonderer Wert zu legen ist; es muß daher auch von der Kasse die Füllung eines Zahnes bezahlt werden, der auf diese Weise noch längere Zeit erhalten werden kann. (Kühne, S. 66.)

Bestimmungen und Richtlinien für Abschnitt a):

1. Richtlinien des Reichsausschusses für Ärzte und Krankenkassen, vom 21. Mai 1931 für die Nachprüfung der kassenärztlichen Bescheinigungen und Verordnungen (Anlage 5).

2. Reichsvertrag über den Regelbetrag, vom 18. März 1938 (Anlage 6).

3. Bestimmungen des Reichsarbeitsministeriums über wirtschaftliche Arzneiverordnung in der Krankenversicherung, vom 24. August 1935 (Anlage 7).

4. Richtlinien des Reichsausschusses für Ärzte und Krankenkassen für die Anwendung elektro-physikalischer Heilmethoden, vom 26. April 1932 (Anlage 8).

5. Richtlinien des Reichsausschusses für Ärzte und Krankenkassen für die wirtschaftliche Verordnung von Heilmitteln, vom 24. Februar 1933 (Anlage 9).

Dienstanweisung, IV. 5.

Preußische Gebührenordnung (Preugo), v. 1. 9. 24.

Rote Liste, 1949.

Arbeitsunfähigkeit.

Arbeitsunfähigkeit im Sinne der RVO. liegt vor, wenn der Erkrankte nicht oder doch nur mit Gefahr, seinen Zustand zu verschlimmern, fähig ist, seiner bisher ausgeübten Erwerbstätigkeit nachzugehen. (RVA. 1. 5. 15.)

Das Gesetz fordert einen ursächlichen *Zusammenhang zwischen Krankheit und Arbeitsunfähigkeit.* Es gilt derjenige als arbeitsunfähig, welcher seine bisherige Arbeit nicht mehr ausführen kann, selbst wenn er andere Arbeiten in seiner Berufsgruppe noch verrichten könnte (RVA. 30. 9. 28). Im Krankenrecht ist nur der zuletzt ausgeführte Beruf maßgebend. Die Feststellung einer teilweisen Arbeitsfähigkeit oder Arbeitsunfähigkeit für übliche Arbeit ist unzulässig. Die Krankenversicherung kennt keine Teilarbeitsunfähigkeit; entweder der Kranke ist voll arbeitsfähig oder arbeitsunfähig.

Entscheidend ist *die zuletzt ausgeübte Tätigkeit.* Zurückgreifen auf den früheren Beruf scheidet aus, also etwa wenn Gelernte aus Gründen des verschlossenen Arbeitsmarktes, wegen Nichteignung u. a. zu anderen Arbeiten übergegangen sind. Nur die neue Erwerbstätigkeit unterliegt der Arbeitsunfähigkeitsbeurteilung. Ist der Versicherte jedoch fähig, ohne Schaden für seine Gesundheit eine der bisherigen Beschäftigung zwar nicht gleiche, aber ähnlich geartete leichtere Erwerbstätigkeit auszuüben, so darf er hierzu sich bietende Gelegenheit nicht zurückweisen und kann nicht als arbeitsunfähig gelten.

(RVA. 16. 4. 31.)

Der *Begriff* der Arbeitsunfähigkeit ist gleichbedeutend mit dem Begriffe der Erwerbsunfähigkeit nach § 6 des KVG.

(RVA. 1. 3. 15.)

Eine aus der Fortsetzung der Berufstätigkeit drohende Gefahr der *Verschlimmerung* der Krankheit des Versicherten begründet Arbeitsunfähigkeit im Rechtssinne, sofern die Verschlimmerung in absehbarer Zeit zu gewärtigen und nicht ganz unerheblich ist.   (RVA. 24. 10. 17.)

Die Gefahr einer *Verschlimmerung* der Krankheit durch Arbeitsleistungen muß unmittelbar gegeben sein, nicht etwa nur in dem Sinne, daß eine Verschlimmerung möglicherweise durch besondere Umstände, wie z. B. Witterungswechsel, Nässe, Kälte eintreten kann.

Begriff.

Beim *gelernten Arbeiter* liegt Arbeitsunfähigkeit vor, wenn der Erkrankte seine Berufsarbeit nicht mehr verrichten kann; dabei ist es ohne Belang für die Beurteilung dieser Frage, ob der Versicherte zu noch anderer, seinem Beruf fernliegender Tätigkeit fähig ist, auch wenn ihm solche zugemutet werden kann.   (Sächs. LVA. 4. 11. 16.)

Beim *ungelernten Arbeiter* liegt Arbeitsunfähigkeit vor, wenn er nicht, oder doch nur mit Gefahr, seinen Zustand zu verschlimmern, seiner bisher ausgeübten Erwerbstätigkeit nachgehen kann, sofern er diese seit längerer Zeit ausgeübt hat und sie ihm infolge der darin erworbenen Erfahrung, Geschicklichkeit und Anpassung an ihre besonderen Verhältnisse gewissermaßen zum Berufe geworden ist. (RVA. 13. 11. 24.)

Für die Feststellung der Arbeitsunfähigkeit eines nach dem Gesetze über Arbeitsvermittlung und Arbeitslosenversicherung versicherten *Arbeitslosen* kommt es für den Bezug der Leistungen der Krankenversicherung nicht auf die Arbeitsfähigkeit im Sinne des § 88 Abs. 1 des AVAVG., sondern auf das Vorliegen der Arbeitsunfähigkeit im Sinne des § 182, Abs. 1 Nr. 2 der RVO. an. — Hat der Versicherte längere Zeit vor Eintritt der Erkrankung keine versicherungspflichtige Tätigkeit mehr ausgeübt, so ist der Beruf festzustellen, den er im Zeitpunkt der Erkrankung mutmaßlich ausgeübt haben würde, wenn er damals einem Erwerb durch abhängige Arbeit nachgegangen wäre. (RVA. 29. 5. 35.)

Aus dem Umstand, daß ein gegen Krankheit Versicherter die reichsgesetzliche Invalidenrente bezieht, kann nicht gefolgert werden, er sei völlig arbeitsunfähig im Sinne der KV., denn die Begriffe „Invalidität" im Sinne der IV. und „Arbeitsunfähigkeit" im Sinne der KV. decken sich nicht. — Ist ein Invalide durch Verrichtung ernstlicher Lohnarbeit Mitglied einer Krankenkasse geworden, und dann durch Krankheit an der Fortsetzung verhindert, so ist die Arbeitsunfähigkeit durch die Krankheit hervorgerufen und der Anspruch auf Krankengeld begründet, selbst wenn es sich nur um dieselbe Krankheit handelt, wegen derer er vor Beginn der versicherungspflichtigen Beschäftigung Invalide geworden war. (RVA. 11. 3. 19.)

Vgl. zur Frage der Arbeitsunfähigkeit bei Rentenempfängern: RVA. 14. 12. 39.

Zum *ursächlichen Zusammenhang zwischen Krankheit
und Arbeitsunfähigkeit* genügt es, wenn das Heilverfahren
die Einstellung der Arbeit erfordert, mag auch sonst
Arbeitsfähigkeit bestanden haben. Wer also zur Heilung
ins Krankenhaus muß und nur dadurch an der Ausübung
seines Berufes gehindert wird, ist arbeitsunfähig.

(Kühne, S. 72.)

Völlige Arbeitsunfähigkeit liegt nicht vor, wenn dem
Versicherten noch ein Rest von Arbeitsfähigkeit verblieben ist, den er wirtschaftlich verwerten und mit dem
er einen, bei seinen wirtschaftlichen Verhältnissen nicht
völlig belanglosen Verdienst erzielen kann. Auch ein
Versicherter, der wegen Arbeitsunfähigkeit aus seinem
Beruf ausgeschieden ist, kann als arbeitsfähig angesehen
werden, wenn er nach Berufswechsel wieder eine Erwerbstätigkeit ausübt.   (RVA. 18. 10. 15.)

Arbeitsunfähigkeit im Rechtssinne muß ähnlich wie
auf anderen Versicherungsgebieten aber *dann angenommen werden*, wenn ein Versicherter, trotz vielleicht
an sich ganz unbeschränkter Leistungsfähigkeit, aus
besonderen mit der Krankheit zusammenhängenden
Gründen, z. B. wegen ihrer entstellenden oder Ekel erregenden Natur oder wegen ihrer Gefährlichkeit für den
Betrieb oder die Mitarbeiter (ansteckende Krankheit,
Epilepsie, geistige Beeinträchtigung, bei einem Dienstmädchen Gefahr für die Familie des Arbeitgebers, (AV. 19,
S. 400)), eine geeignete Erwerbstätigkeit nicht erlangen
kann.   (Handb. d. UV. I, S. 262, Anm. 17.)

Arbeitsunfähigkeit kann vorliegen, wenn der Kranke
als arbeitsfähig aus der Heilanstalt entlassen ist, ihm
aber Schonung im Sinne der Enthaltung von der Arbeit

ärztlich empfohlen worden ist, weil ein Rückfall zu befürchten ist.   (AV. 16, S. 56.)

Das *Fehlen einer Prothese* bildet keinen Grund für
die Annahme von Arbeitsunfähigkeit, ebenso nicht die
Schadhaftigkeit des Körperersatzstückes; hat diese jedoch zu entzündlichen oder sonstigen krankhaften Veränderungen des Amputationsstumpfes geführt, so liegt
Krankheit im Sinne der RVO. vor.
                          (OVA. Oppeln, 14. 12. 38.)

Bei einem *Bazillenausscheider* kann Arbeitsunfähigkeit vorliegen, wenn die Folgen dieses regelwidrigen
Körperzustandes allgemein geeignet sind, die Gesundheit
anderer, mit dem Versicherten beruflich in Beziehung
tretenden Personen wesentlich zu gefährden. Durch
ein gesundheitspolizeiliches Arbeitsverbot wird eine tat-
sächliche Vermutung in dieser Richtung begründet.
                               (RVA. 28. 5. 41.)

Arbeitsunfähigkeit besteht fort, bis die Fähigkeit zur
Ausübung derjenigen Erwerbstätigkeit wieder erlangt
ist, auf Grund derer die Versicherung bei der Krankenkasse erfolgt war.   (RVA. 13. 11. 24.)

Arbeitsunfähige bleiben Mitglieder, solange die Kasse ihnen
Krankengeld zu gewähren hat oder Krankengeld oder Krankenhauspflege gewährt.
                  (Erl. RAM. v. 2. 11. 43 zu § 311, Satz 1 RVO.)

Feststellung.

Bei Feststellung der *Arbeitsunfähigkeit* ist *zwischen
Pflichtversicherten und freiwillig Versicherten* kein Unterschied zu machen.   (Bay. LVA. 3. 11. 27.)

Bei *erkrankten Ehefrauen*, die nur ihren hauswirtschaft-
lichen Aufgaben nachgehen, kann die AU. nur im Ansehen
dieser Tätigkeit beurteilt werden. Der Maßstab ist bei diesen
freiwilligen Mitgliedern strenger anzulegen, da zumeist die

Weiterversorgung des Haushalts bei geringfügigen Erkrankungen trotz Krankengeldbezuges erfolgt.

(Innungskrk. 36, H. 16.)

Der vom Gesetz ausdrücklich geforderte *ursächliche Zusammenhang* zwischen der Krankheit und der Arbeitsunfähigkeit *ist nicht gegeben*, wenn ein ohnehin Arbeitsunfähiger erkrankt (AN. 16, S. 476).

Der *Beweis der Arbeitsunfähigkeit* ist regelmäßig durch ärztliche Zeugnisse zu führen.

Bei der *Beurteilung der Arbeitsunfähigkeit* kommt es allein auf den objektiven Befund an. Die Tatsache, daß der Kranke trotz seines Leidens und um sich vor Not zu schützen arbeitet, steht der Annahme der Arbeitsunfähigkeit nicht entgegen.   (Hess. VGH. 6. 1. 12.)

Die Feststellung, ob Personen, die sich in der *Umgebung eines offenen Tuberkulösen* befinden, krank sind oder nicht, gehört nicht zu den Pflichtleistungen der Krankenkasse. Auch ist eine solche Feststellung keine Maßnahme für Zwecke der Krankheitsverhütung im Sinne des § 363 RVO. Demnach dürfen Mittel der Krankenversicherung zur Finanzierung derartiger Umgebungsuntersuchungen nicht verwendet werden.

(RuPr. AM. 18. 2. 36.)

Vertrauensärztliche Untersuchung.

Bei einem Erkrankten, der der Aufforderung der Krankenkasse, sich zum Zwecke der *Feststellung der Arbeitsunfähigkeit* (§ 182 RVO.) durch einen bestimmten Arzt untersuchen zu lassen, *nicht nachkommt*, kann die Kasse zunächst weitere Gewährung des Krankengeldes mangels Nachweises der Arbeitsunfähigkeit ablehnen.

(Sächs. LVA. 12. 2. 29.)

Mit dem Augenblick, wo eine *vertrauensärztliche Untersuchung* angeordnet ist, ist die anordnende Kasse nicht mehr hinsichtlich der Feststellung der Arbeitsunfähigkeit an die Entscheidung des behandelnden Arztes gebunden, vielmehr kann dann nur die Entscheidung des Vertrauensarztes über diese Frage ausschlaggebend sein. Vereitelt der Versicherte diese Maßnahme böswillig oder erschwert er sie unbillig, so ist aus dem Verhalten des Versicherten lediglich zu schließen, daß er selbst seine Arbeitsunfähigkeit für zweifelhaft hält, sofern er nicht für sein Verhalten triftige Gründe beibringen kann. Stichhaltig ist z. B. nicht die Weigerung, wenn der Ehemann einer Schwerhörigen seine Anwesenheit bei der Untersuchung verlangt, der Vertrauensarzt aber von einer Befragung der Kranken glaubt absehen zu können und sich nur auf die Untersuchung beschränken will, bei welcher die Anwesenheit des Ehemannes nicht notwendig gehalten wird. (OVA. Magdeburg, 21. 12. 27.)

Widerstrebendes Verhalten eines arbeitsunfähigen Patienten *bei der vertrauensärztlichen Nachuntersuchung*, wodurch dem Vertrauensarzt eine Untersuchung und Beurteilung unmöglich gemacht wird, ist einem Nichterscheinen zur Untersuchung gleichzusetzen. Wegen Mißachtung des Kontrollrechtes der Krankenkasse ist in einem solchen Falle die Einstellung der Leistungen berechtigt. (VA. Kreis Worbis, 7. 3. 37.)

Bettlägerigkeit bei Vorladungen zur vertrauensärztlichen Untersuchung ist durch den behandelnden Arzt zu bescheinigen. Der Arzt soll sich dazu in der Wohnung des Patienten persönlich von dessen Zustand überzeugt haben. — Je nach Lage des Falles vertrauensärztliche Untersuchung in der Wohnung des Kranken (Hausbesuch).

Einsprüche gegen ein vertrauensärztliches Urteil sind schriftlich eingehend ärztlich zu begründen. Ungenügende Begründung rechtfertigt die Zurückweisung des erhobenen Einspruches.

Vgl. Dienstanweisung IV. 1.

Die *Arbeitsfähigkeit* für den nachuntersuchten Arbeitsunfähigen ist *nur dann bindend*, wenn sie einwandfrei, klar und beweiskräftig zum Ausdruck kommt.

(OVA. Berlin, 9. 9. 38.)

Vgl. Dienstanweisung, Nachtrag, Abs. 2.

Krankengeld (= Barleistung).

Die *Gewährung von Krankengeld* bezweckt in erster Linie, dem arbeitsunfähigen Versicherten einen Ausgleich für den durch die Arbeitsunfähigkeit regelmäßig bedingten Verlust des Arbeitsverdienstes zu schaffen.

Das Gesetz gewährt die *Leistung des Krankengeldes* grundsätzlich als eine *unteilbare*. Es kennt keine Grade der verminderten Arbeitsunfähigkeit, auch keine „völlige" Arbeitsunfähigkeit, von der allenfalls gesprochen werden kann, um einen Zustand zu bezeichnen, der jede wie immer geartete Berufstätigkeit ausschließt z. B. bei Bettlägerigkeit. In Frage steht lediglich die Fähigkeit des Versicherten, „seiner" Arbeit nachzugehen. Diese Fähigkeit muß dann verneint, das volle Krankengeld also zugesprochen werden, wenn der Versicherte nur einen geringen Teil des sonst erzielten Lohnes zu verdienen imstande ist. Kann er dagegen ohne Gefahr seiner Arbeit nachgehen, so ist das Krankengeld zu versagen, mag auch eine gewisse Beeinträchtigung der Leistungsfähigkeit noch vorliegen.   (Kühne, 1938, S. 182f.)

(Über die Versagung von Krankengeld vgl. RVO. § 192.)

Der *Krankengeldanspruch setzt voraus*, daß die Krankheit den Versicherten arbeitsunfähig macht, was nicht zutrifft, wenn er es vorher schon war. (AN. 17, S. 252.)

Anspruch auf Krankengeld besteht auch dann, wenn der regelwidrige Zustand des Versicherten zwar keine Krankenpflege erforderlich machte, jedoch die Arbeitsunfähigkeit zur Folge hat.   (RVA. 28. 4. 27.)

Der *Bezug der Invalidenrente* schließt den *Anspruch auf Krankengeld* nicht ohne weiteres aus (RVA. 12. 10. 15). Jedoch wird der Anspruch nicht nur durch den Umstand begründet, daß Anspruch auf Invalidenrente für die fragliche Zeit anerkannt worden ist. Es bedarf vielmehr des Nachweises, daß während dieser Zeit eine Krankheit vorgelegen hat.   (Sächs. LVA. 10. 7. 15.)

Kranke, die ihren Beruf ohne Gefahr hätten fortsetzen können, haben bei einem *vorbeugenden Heilverfahren* keinen Anspruch auf Krankengeld.

(OVA. Lüneburg, 23. 5. 16.)

Wer infolge eines von der Landesvers.-Anstalt *angeordneten Heilverfahrens* in eine Heilanstalt aufgenommen und nicht etwa nur hierdurch an der Ausübung seiner Erwerbstätigkeit behindert, sondern krank im Sinne des § 182 RVO. ist, hat Anspruch auf Krankengeld (Sächs. LVA. 1918). Diese Voraussetzung ist auch dann gegeben, wenn der Versicherte bis zu seinem Eintritt in die Heilanstalt zwar noch tatsächlich, aber nur mit Gefahr der Verschlimmerung seines Leidens Lohnarbeit geleistet hat, und wenn die Aufnahme in die Anstalt zum Zwecke seiner Heilung oder zur Beseitigung jener Gefahr erforderlich war. Wenn dagegen eine Heilmaßnahme, z. B. Heilstättenbehandlung, nur wegen der Besorgnis künftigen Eintritts der Invalidität oder der Berufsunfähigkeit, nicht zur Behebung einer schon bestehenden Arbeitsunfähigkeit angeordnet ist, so besteht kein Anspruch auf Krankengeld.   (Kühne, 1938, S. 71.)

Die Zahlung von *Krankengeld* an solche Versicherte, die auf Veranlassung der staatlichen Gesundheitsämter wegen in ihrer Familie oder im gleichen Hause aufgetretener Fälle von spinaler Kinderlähmung eine Zeitlang ihrer Arbeitsstätte fernbleiben müssen, ist als Vorbeugungsmaßnahme anzusehen, für welche die Krankenkassen *gemäß § 363 RVO.* Mittel verwenden dürfen. Im

Einvernehmen mit dem RVA. werden keine Bedenken getragen, daß in gleicher Weise in allen anderen Fällen von ansteckenden Krankheiten verfahren wird, in denen zum Zwecke der Seuchenbekämpfung ein zeitweiliges Fernbleiben des Versicherten von der Arbeitsstätte erforderlich ist. Demgemäß gilt der Erlaß vom 9. April 1938 beispielsweise auch in Fällen von Diphtherie, Cholera und Typhus. (Erl. d. RAM. v. 10. 9. 38.)

Ist die *Erwerbsunfähigkeit nicht durch die Krankheit selbst*, sondern durch andere, wenn gleich mit der Krankheit zusammenhängende Umstände verursacht, z. B. durch den Verlust oder durch die Ausbesserung eines künstlichen Gliedes oder dadurch, daß der Versicherte ohne hinreichenden Grund ein Krankenhaus aufgesucht hat, so ist ein Anspruch auf Krankengeld nicht begründet. (Pr. OVG. in AV. 00., S. 148.)

Krankenhauspflege.

RVO. § 184.

(1) An Stelle der Krankenpflege und des Krankengeldes kann die Kasse Kur und Verpflegung in einem Krankenhause (Krankenhauspflege) gewähren. Hat der Kranke einen eigenen Haushalt oder ist er Mitglied des Haushalts seiner Familie, so bedarf es seiner Zustimmung.

(2) Bei einem Minderjährigen über sechszehn Jahre genügt seine Zustimmung.

(3) Der Zustimmung bedarf es nicht, wenn
1. die Art der Krankheit eine Behandlung oder Pflege verlangt, die in der Familie des Erkrankten nicht möglich ist;
2. die Krankheit ansteckend ist;
3. der Erkrankte wiederholt der Krankenordnung (§ 347) oder den Anordnungen des behandelnden Arztes zuwidergehandelt hat;
4. sein Zustand oder Verhalten seine fortgesetzte Beobachtung erfordert.

(4) In den Fällen des Abs. 3 Nr. 1, 2, 4 soll die Kasse möglichst Krankenhauspflege gewähren.

(5) Dem Berechtigten steht die Wahl unter den Krankenhäusern vorbehaltlich des § 371 frei.

Durch Erl. d. RAM. v. 2. 11. 43 wird zu § 184 bis auf weiteres bestimmt, daß Krankenhauspflege unter den gleichen Voraussetzungen und im gleichen Umfang wie Krankengeld gewährt werden kann (vgl. hierzu Anm. zu § 183, S. 76).

RVO. § 185 Abs. 1.

Die Kasse kann mit Zustimmung des Versicherten Hilfe und Wartung durch Krankenpfleger, Krankenschwestern oder andere Pfleger namentlich auch dann gewähren, wenn die Aufnahme des Kranken in ein Krankenhaus geboten, aber nicht ausführbar ist, oder ein wichtiger Grund vorliegt, den Kranken in seinem Haushalt oder in seiner Familie zu belassen.

Beim Vorliegen bestimmter Verhältnisse kann auch Haushaltshilfe bzw. Haushaltspflege gewährt werden.

(RVA. 10. 5. 41.)

Ein *eigener Haushalt* hat zur Voraussetzung, daß mindestens eine weitere Person für eine etwaige Pflege des Erkrankten zur Verfügung steht (Bay. VGH. 28. 11. 11). Der Familienhaushalt eines Verheirateten kann als eigener Haushalt nur angesehen werden, wenn der Versicherte mit seiner Familie zusammenlebt.

(RVA. 24. 10. 16.)

Zu § 184 Satz 1.

Kur und Verpflegung bilden den Inhalt der Leistung. Zur Kur gehören begrifflich ärztliche Behandlung und alle notwendigen Heilmittel: die Beschränkung auf „kleinere Heilmittel" nach § 182 Abs. 1 Nr. 1 gilt hier nicht, da die Kasse, indem sie sich für die Krankenhauspflege entscheidet, „an Stelle" der Leistungen aus § 182 eine andersartige Gesamtleistung, deren Umfang durch ihren Zweck bestimmt und nur auf das Maß des Notwendigen beschränkt ist, setzt.

(Kühne, S. 82.)

Eine *Heilanstaltspflege verfolgt den Zweck*, durch Unterbringung einer akut erkrankten Person in eine Heilanstalt, Krankenhaus oder ähnliche Anstalt durch intensive ärztliche Behandlung und anstaltsmäßige Pflege eine möglichst schnelle Wiederherstellung ihrer Gesundheit zu erreichen (RVA. 27. 6. 22). Von einer Krankenhausbehandlung im Sinne des § 184 RVO. kann regelmäßig nur dann die Rede sein, wenn eine planmäßige ärztliche Einwirkung auf ein akutes Leiden erforderlich ist, nicht dagegen schon dann, wenn ein bestehender regelwidriger Zustand durch Gewährung von Stärkungsmitteln wie kräftige Kost, gute Luft u. dgl. beeinflußt werden soll (Genesendenfürsorge). (RVA. 16. 1. 36.)

Es kann im Einzelfalle eine „*Krankenstation*" als Krankenhaus angesehen werden (Sächs. OVG. 11. 4. 13), auch ein „*Genesungsheim*" (Sächs. LVA. 23. 6. 23).

Keine Krankenhäuser sind: Walderholungsstätten (AN. 06, S. 460), Trinkerasyle, Armen- und Siechenhäuser, dagegen Irrenanstalten.

Kannleistung.

Die Kasse kann unter den Voraussetzungen des § 184 Krankenhauspflege an die Stelle der Leistungen aus § 182 treten lassen, d. h. *die Kasse hat die Wahl.*

Die *Gewährung von Krankenhauspflege* ist dem Ermessen des Kassenvorstandes überlassen (RVA. 1. 5. 15). Dieses Ermessen ist nicht willkürlich, sondern pflichtgemäß unter Berücksichtigung der sozialen Aufgaben der Kassen auszuüben. (LG. Bonn, 25. 5. 35.)

Eine Kasse kann im Spruchverfahren nicht zur *Gewährung* von Krankenhauspflege verurteilt werden (RVA. 17. 4. 17). Die *Übernahme dieser Kosten* durch die Krankenkasse kann von der Aufsichtsbehörde im Einzelfalle nicht erzwungen werden. (RVA. 17. 6. 16.)

Die Krankenkasse kann auch nicht auf dem Umweg über die Geschäftsführung ohne Auftrag — §§ 678, 683 BGB. — im ordentlichen Zivilprozeß zur *Gewährung von Krankenhausbehandlung* herangezogen werden, wenn sie in pflichtmäßiger Ausübung ihres freien Ermessens die Krankenhausbehandlung verweigert.

(LG. Bonn, 25. 5. 35.)

Ein *Rechtsanspruch auf Krankenhauspflege* besteht auch dann nicht, wenn ärztliche Behandlung als Teil der Krankenpflege nur in einem Krankenhause ausreichend und zweckmäßig gewährt werden kann.

(RVA. 23. 3. 38.)

Selbst wenn nach Art und Schwere der Erkrankung eine wirksame Behandlung nur im Krankenhaus erfolgen kann, so ist die Krankenkasse nicht ohne jede *Rücksicht auf die Kosten zur Gewährung von Krankenhauspflege* verpflichtet. Die Kostenfrage wird in solchen Fällen häufig, vielleicht sogar meist vor den Interessen des Erkrankten zurücktreten müssen; das Interesse der anderen Versicherten erheischt zuweilen aber, daß auch eine weniger wirksame Heimbehandlung eintreten muß, wo eine Krankenhausbehandlung zweckmäßig wäre. Die Krankenkasse darf ihre verfügbaren Mittel selbst bei schweren Krankheitsfällen nicht derart in Anspruch nehmen, daß die ärztliche Versorgung der übrigen Versicherten dadurch gefährdet würde. Es ist die vornehmste Aufgabe dessen, der über die Gewährung von Krankenhauspflege zu entscheiden hat, die ärztliche Notwendigkeit einer solchen Pflege gegen die Belange der Krankenkasse abzuwägen. (RG. 11. 12. 33.)

Nur dringende Fälle (vgl. Richtlinien) dürfen sofort in das Krankenhaus eingewiesen werden *(Eilfälle)*. Wegfähige haben den Einweisungsantrag persönlich auf der Kasse vorzulegen. Entscheidung der Notwendigkeit stationärer Behandlung erfolgt durch den Vertrauensarzt.

Die Kasse hat die *Krankenhauspflege* nicht nach Willkür zu genehmigen oder abzulehnen, sondern *nach pflichtmäßigem Ermessen*. Wenn die Entscheidung eines Kassenangestellten, die Krankenhauspflege nicht zu gewähren, außerhalb der durch das pflichtmäßige Ermessen eines objektiven Beobachters gezogenen Grenzen liegt, wenn er diese erkannt hat oder hätte erkennen müssen, kann er durch die Ablehnung der Krankenhausbehandlung von Kassenmitgliedern „fahrlässige Körperverletzung" im Sinne des Strafgesetzbuches begehen, wenn durch die Ablehnung eine Schädigung der Gesundheit des Verletzten eintritt.   (RG. 11. 12. 33.)

Die *Voraussetzung zur Krankenhauspflege* ist bereits gegeben, wenn solche nach Art der Erkrankung in billiger Abwägung der Verhältnisse des Interesses des Erkrankten wie der Kasse am meisten entspricht (Bay. VGH. 22.11. 1913). Aus der *zu Unrecht erfolgten Ablehnung* der Krankenhausbehandlung können gegebenenfalls bürgerlich-rechtliche Schadenersatzansprüche hergeleitet werden.
(RG. 16. 10. 35.)

Die *Ablehnung* der Gewährung von Krankenhauspflege wird sich kaum rechtfertigen lassen, wenn ein *dringender Fall* vorliegt. Keinesfalls darf objektiv notwendige Krankenhauspflege nur deswegen abgelehnt werden, weil der Versicherte erst kurze Zeit Kassenmitglied ist oder weil bereits der Erkrankte wegen derselben Krankheit mehrmals im Krankenhaus war.
(AV. 35, S. 512.)

Eine *Verpflichtung der Krankenkasse zur Erstattung von Krankenhauskosten* kann nur dann bejaht werden, wenn der Kassenleiter nach Prüfung des Einzelfalles die Einweisung des Mitgliedes in das Krankenhaus genehmigt hat.   (AG. St. Goarshausen, 29. 9. 34.)

Zu den Kosten der Krankenhauspflege gehören auch die Kosten der *Überführung des Kranken* in das Krankenhaus (OVA. Magdeburg, 12. 9. 35) sowie der Rücktransport (AV. 22, S. 248).

Hat die Krankenkasse Krankenhauspflege angeordnet oder die ohne ihre *Zustimmung* begonnene Krankenhausbehandlung nachträglich genehmigt, so ist sie der Krankenhausverwaltung gegenüber zur *Tragung der Kosten* der Krankenhauspflege für die gesamte Zeit verpflichtet, in der diese notwendig war. Ein entgegenstehender Wille der Kasse ist rechtlich ohne Bedeutung.

(KG. 10. 7. 40.)

Hat sich die Krankenkasse zur *Gewährung von Krankenhauspflege* entschlossen, so ist diese *als unteilbares Ganzes* zu gewähren. Die Kasse ist daher nicht berechtigt, bei Einweisung in ein Krankenhaus die Höhe der von ihr zu tragenden Kosten zu begrenzen (Bay. VGH. 9. 12. 01). Von Vorbehalten und Bedingungen kann die Kasse die Einweisung nicht abhängig machen (VA. Mannheim, 30. 4. 25); sie kann auch die Übernahme der Kosten nachträglich nicht mit der Begründung ablehnen, die Behandlung sei nicht notwendig gewesen.

(OV. Koblenz, 19. 11. 35.)

Die Kasse ist zur Tragung der Kosten für die mit der Aufnahme verbundenen sonstigen notwendigen Kosten verpflichtet, z. B. für ein amtsärztliches Zeugnis bei der Aufnahme in eine Irrenanstalt. (AV. 22, S. 248.)

Der Kasse kann nicht das Recht, selbst zu prüfen, ob und wie lange die Fortsetzung der Krankenhauspflege zum Wohle des Kranken notwendig ist, genommen oder beschränkt werden. Demzufolge hat sie auch das Recht, bei Gewährung von Krankenhauspflege dem Krankenhaus nur einen *befristeten Verpflichtungsschein* für die Kostentragung unter dem Vorbehalt der Verlängerung auszustellen. (RVA. 16. 2. 29.)

Vgl. hierzu: Rundschreiben d. Krk. über die *Verweildauer im Krankenhaus* Nr. 2/23. 1. 33. Die angegebenen Richtzahlen gelten nur für den normalen, unkomplizierten Verlauf der bezeichneten Krankheiten und Eingriffe, können aber verwendet werden um festzustellen, ob besondere Kontrollmaßnahmen erforderlich sind.

Die *durchschnittliche Verweildauer* errechnet sich aus der Zahl der Verpflegungstage und der Zahl der stationären Fälle für einen gewissen Zeitabschnitt (Rechnungsjahr). Sie kann berechnet werden für die Zahl der stationären Fälle überhaupt, für einzelne Krankenhäuser oder deren Fachabteilungen und für einzelne Krankheitsarten. Die Verweildauerstatistik ist für den Vertrauensarzt unentbehrlich in seiner Zusammenarbeit mit dem Krankenhaus.

Es ist die Pflicht des Krankenhauses, die *Verlängerung des Verpflichtungsscheines* rechtzeitig bei der Krankenkasse zu beantragen. (Amtsg. Münster, 9. 1. 34.)

Wo den Krankenkassen und dem *vertrauensärztlichen Dienst* die Möglichkeit gegeben wird, in den notwendigen Fällen durch Rücksprache mit der Krankenhausleitung und den Krankenhausärzten sich über den Sachbestand zu unterrichten und gegebenenfalls durch Teilnahme von Vertrauensärzten an Untersuchungen die erforderliche Klärung zu schaffen, kann zur Ersparung von Verwaltungsarbeit auf *die Stellung von Verlängerungsanträgen verzichtet* werden. (RAM. 19. 9. 39.)

Beobachtung.

Die Einweisung ist gerechtfertigt, wenn die Feststellung der Natur der Krankheit und des Grades der durch die bedingte Behinderung der Arbeitsfähigkeit nur durch *ärztliche Beobachtung* möglich ist (RVA. 12. 3. 18), ebenfalls wenn der Versicherte, mit dem schon früher Schwierigkeiten hinsichtlich der Krankenkontrolle entstanden sind und bei dem hinsichtlich der Arbeitsunfähigkeit begründete Zweifel bestehen, sich weigert, sich einer Kontrolluntersuchung durch den Vertrauensarzt der Kasse zu unterziehen. (RVA. 25. 9. 18.)

Die *Einweisung* in ein Krankenhaus ist schon ein *Teil der ärztlichen Behandlung*. Die zum Zwecke der Erkennung des Leidens angeordnete Aufnahme in ein Krankenhaus ist deshalb eine Einweisung zur Behandlung der Krankheit. (RVA. 4. 5. 37.)

Für den Fall, daß ein Kassenmitglied zur *Beobachtung* einem Krankenhaus überwiesen wird, hat die Krankenkasse das Recht, das Krankenhaus zu bestimmen mit der Wirkung, daß das Kassenmitglied im Falle der Weigerung jegliche Ansprüche auf Kassenleistungen verliert.

(VA. Berlin — M. 21. 5. 27.)

Zustimmung.

Die *Zustimmung des Versicherten* ist an keine besondere Form gebunden. Sie wird in der Regel schon darin zu erblicken sein, daß sich der Kranke widerstandslos in das Krankenhaus begibt oder bringen läßt (OK. 34, S. 476). Sie kann nicht jederzeit nach Belieben widerrufen werden; der erkrankte Versicherte ist an seine Zustimmung vielmehr so lange gebunden, als die Fortsetzung der Krankenhauspflege notwendig ist.

(RVA. 5. 5. 20.)

Die Krankenkasse ist nicht berechtigt, einen Versicherten ohne seine Zustimmung zur *Vornahme einer gefährlichen Operation* in ein Krankenhaus einzuweisen.

(RVA. 31. 10. 29.)

Ein arbeitsunfähig Erkrankter, der weder auf Anordnung des Kassenvorstandes noch mit seiner Zustimmung in ein Krankenhaus ging, hat nur Anspruch auf Krankenpflege und Krankengeld, *nicht auch auf Erstattung der Unterhaltungskosten* im Krankenhaus.

(AN. 16, S. 478.)

Die Krankenkasse hat die Leistungen der Krankenhauspflege grundsätzlich nur in der üblichen Klasse, d. i. die *3. Verpflegungsklasse,* zu bewirken. Läßt sich in Ausnahmefällen das Erforderliche in der 3. Klasse nicht durchführen, so stellt die Aufnahme in eine *höhere Klasse* eine Aufgabe der Krankenkasse dar, die im Rahmen des Notwendigen liegt und daher ohne weiteres zu erfüllen ist.

(RVA. 14. 9. 38 und 23. 5. 42.)

Die Mehrkosten der *Krankenhauspflege in einer höheren Klasse*, die sich der Versicherte selbst gewählt hat, sind von der Kasse nicht zu erstatten (AV. 20, S. 250). Er muß daher, wenn er sich selbst in eine höhere Klasse hat aufnehmen lassen, nicht nur die Differenz der Verpflegungskosten, sondern auch die Kosten der ärztlichen Behandlung selbst bezahlen, wenn solche im Gegensatz zu der dritten Klasse berechnet werden.

(VA. Halle, 30. 10. 15.)

Wenn die Krankenkasse Krankenhauspflege in einem bestimmten Krankenhaus gewährt hat, so fällt darunter nicht ohne weiteres auch die Krankenpflege in einem *später gewechselten Krankenhaus* (RVA. 13. 11. 30); bei *Verlegung* in ein anderes Krankenhaus ist sie letzterem gegenüber nicht etwa ohne weiteres an die dem ersten Krankenhaus erteilte Kostenzusage gebunden.

(VA. Mannheim, 11. 11. 49.)

Ablehnung, Weigerung.

Wer ohne Grund der Einweisung nicht folgt, verliert jeden Anspruch auf Krankenunterstützung (OVA. Hamburg, 18. 7. 19). Die bloße Befürchtung, in einem Krankenhaus ungeeignet behandelt zu werden, rechtfertigt nicht die Verweigerung der Zustimmung.

(EuM. 10, S. 70.)

Der Versicherte kann die an sich berechtigte Einweisung in das Krankenhaus ablehnen, wenn ihm *zu gleicher Zeit ein Heilverfahren* von der Versicherungsanstalt gewährt wird. (OVA. Stuttgart, 1. 11. 17.)

Weigert sich ein Empfänger von Krankengeld ohne stichhaltigen Grund sich in einem Krankenhaus *beobachten zu lassen*, auch wenn ein Fall des § 184 (Krankenhausbehandlung) nicht vorliegt, so kann aus einem solchen Verhalten der nach der Lage ungünstigste Schluß gezogen werden, sofern der Empfänger auf die nachteiligen Folgen einer etwaigen Weigerung hingewiesen worden ist. (AV. 28, S. 421.)

Die Weigerung eines ins Krankenhaus eingewiesenen Versicherten, sich zur *Feststellung der Diagnose einer Tuberkulineinspritzung* zu unterziehen, zieht für die Dauer der Weigerung den Verlust der Krankenhilfe nach sich. (RVA. 22. 5. 31.)

Entlassung.

Entlassung aus dem Krankenhaus *auf Wunsch des Versicherten* entgegen dem Willen der Kasse bewirkt Anspruchsverlust (OVA. München, 11. 7. 17), ebenso das Verlassen der Anstalt ohne rechtfertigenden Grund, wenn es gegen den ausdrücklichen oder sonst hinreichend klar erkennbaren Willen der Kasse oder des Arztes geschieht. (EuM. 21, S. 236.)

Dem *ungerechtfertigten Verlassen des Krankenhauses* steht gleich, wenn der Versicherte schuldhaft, insbesondere durch ungebührliches Verhalten, seine Ausweisung aus dem Krankenhaus veranlaßt (AV. 02, S. 282). Bei Ausweisung des Versicherten aus dem Krankenhaus wegen schuldhaften Verhaltens muß ein Verhalten des Versicherten vorliegen, welches die Absicht erkennen läßt, sich einer ordnungsmäßigen Krankenhausbehandlung zu entziehen. (RVA. 5. 5. 30.)

Aus einer bei der Entlassung von den beteiligten Krankenhausärzten ausgestellten Bescheinigung, die den Kranken als noch *schonungsbedürftig* für zwei Tage und als gebessert *entlassen hat*, ist nicht zu folgern, daß mit der Entlassung oder nach Ablauf der zwei Schonungstage die Arbeitsfähigkeit ohne weiteres eingetreten ist. (Bad. VGH. 16. 9. 13.)

Einzelfälle.

Aus Gründen der Volksgesundheit ist die zwangsweise Unterbringung und Festhaltung eines *Tuberkulösen in einem Krankenhaus* zulässig (Sächs. OVG. 23. 10. 36). Ebenso können Personen, die *geschlechtskrank* und verdächtig sind, einem Heilverfahren unterworfen werden, auch in ein Krankenhaus verbracht werden, wenn dies zur Verhütung der Ausbreitung der Krankheit erforderlich erscheint. (Ges. z. Bek. d. Geschlechtskrh. § 4 Abs. 2.)

Geschlechtskranke erhalten nach § 9 Abs. 1 des Ges. v. 15. 1. 41 erforderlichenfalls Krankenhausbehandlung als Pflichtleistung. Dieser Anspruch auf Krankenhausbehandlung besteht zeitlich unbegrenzt, wenn und solange die ansteckungsfähige Geschlechtskrankheit die Notwendigkeit der Krankenhausbehandlung bedingt; sonst gelten die allgemeinen Vorschriften der RVO.

Die *Aufnahme* eines Versicherten *in ein Trinkerasyl* ist unbedenklich statthaft, sofern es sich um die Heilung von akuten Krankheitszuständen, besonders des Delirium tremens handelt, oder die Sachlage es rechtfertigt, die Trunksucht selbst, abgesehen von ihren akuten Einzeläußerungen, als eine Krankheit im Sinne des Gesetzes anzusehen und durch ein Heilverfahren zu bekämpfen. Nur zum Zwecke der Vorbeugung aber kann ein Versicherter von der Kasse nicht in eine Anstalt verwiesen werden. Eine „Entwöhnungskur" in einer Trinkerheilstätte verbunden mit Arbeitstherapie nach Beseitigung akuter Beschwerden ist keine Krankenpflege im Sinne des § 182 RVO. (VA. Hamburg, 4. 2. 28). Als Grund für die Einweisung gilt bei einem verheirateten Kassenmitglied auch die Tatsache, daß das Mitglied Alkoholmißbrauch treibt. Denn dadurch wird die Möglichkeit der Heilung und Wiederherstellung der Erwerbsfähigkeit wesentlich beeinträchtigt. (Württ. VGH. 12. 3. 13.)

Die Krankenkasse ist im Recht, wenn sie bei *ansteckenden Krankheiten* wie Diphtherie und Scharlach, nicht in jedem Falle die Krankenhauskosten übernimmt, sondern prüft, ob bei der Schwere des Falles und der vorhandenen Ansteckungsgefahr dritter Krankenhausbehandlung unbedingt erforderlich war. Die Übernahme der Krankenhauskosten wird daher der Krankenkasse in allen denjenigen Fällen nicht zuzumuten sein, in denen der behandelnde Arzt des Erkrankten bescheinigt, daß der Fall der ansteckenden Krankheit an sich leicht und daher zu Hause zu behandeln wäre und lediglich Ansteckungsgefahr die Krankenhausbehandlung notwendig machte. (OVA. Liegnitz, 27. 8. 36.)

Grundsätzlich *endigt die Krankenhauspflege* spätestens mit dem Wegfall der Behandlungsbedürftigkeit. Besteht etwa *bei Infektionskrankheiten* über diesen Zeitpunkt hinaus noch die Gefahr der Ansteckung, so wird dadurch die Leistungspflicht der Kasse nicht erweitert. Die zur Anwendung der Ansteckungsgefahr etwa notwendige ärztliche Überwachung und Absonderung des Genesenden gehört vielmehr zu den Aufgaben der Gesundheitspolizei. Der Krankenkasse bleibt es aber überlassen, in solchen Fällen nach pflichtmäßigem Ermessen zu erwägen, ob nach § 363 RVO. Kassenmittel unter dem Gesichtspunkt der allgemeinen Krankheitsverhütung zu verwenden sind. Mit welchem Zeitpunkt hiernach die Krankenhauspflege und damit die Verpflichtung der Krankenkasse zur Tragung der durch das Verbleiben des noch ansteckungsfähigen Versicherten im Krankenhaus verursachten Kosten endet, ist lediglich nach den Umständen des einzelnen Falles zu entscheiden. (RVA. 2. 5. 38.)

Zu den von der Krankenkasse zu tragenden Kosten der Krankenpflege gehören nicht die Kosten der *Überführung der Leiche* eines im Krankenhaus Verstorbenen nach seinem Wohnort. Sie gehören vielmehr zu den Kosten der Bestattung im Sinne des § 203 RVO., die regelmäßig aus dem Sterbegeld (Angehörigensterbegeld) zu bestreiten sind. (RVA. 9. 4. 40.)

Entscheide zu RVO. § 1531.

RVO. § 1531.

Unterstützt eine Gemeinde oder ein Träger der Armenfürsorge nach gesetzlicher Pflicht einen Hilfsbedürftigen für eine Zeit, für die er einen Anspruch nach diesem Gesetz hatte oder noch hat, so kann die Gemeinde oder der Träger der Armenfürsorge, jedoch nur bis zur Hälfte dieses Anspruchs, nach den §§ 1532 bis 1537 Ersatz beanspruchen.

Das gleiche gilt, wenn Angehörige des Berechtigten unterstützt werden, für Ansprüche, die dem Berechtigten mit Rücksicht auf diese Angehörigen zustehen.

Einem *Bezirksfürsorgeverband* steht ein Ersatzanspruch nach § 1531 RVO. nicht zu, wenn er — abgesehen von dringenden Fällen — die Unterbringung eines Versicherten in einem Krankenhaus vornimmt, ohne sich vorher mit *der Krankenkasse in Verbindung* gesetzt zu haben. (RVA. 4. 5. 37.)

Für die Beurteilung, ob Anstaltsbehandlung eines *Trunksüchtigen* überwiegend *wegen Gemeingefährlichkeit* notwendig und damit der Ersatzanspruch nach § 1531 RVO. ausgeschlossen ist, sind die der Einweisung zeitlich nächsten ärztlichen Gutachten ausschlaggebend. (RVA. 1. 3. 38.)

Als *gemeingefährlich* ist schon jeder anzusehen, der für das Leben oder die Gesundheit anderer, sei es auch nur seiner Familienangehörigen, gefährlich ist. Daß diese Gefährlichkeit sich auch in der Öffentlichkeit bemerkbar macht, ist nicht erforderlich. (RVA. 10. 8. 37.)

Bei der Beurteilung der Frage, ob ein *Geisteskranker wegen Gemeingefährlichkeit in eine Anstalt eingewiesen wird*, ist es ohne Bedeutung, ob die Einweisung durch die Polizei oder eine andere Stelle erfolgt ist. Es genügt, wenn die Maßnahme sich überhaupt aus Sicherheitsgründen als erforderlich erwies. (RVA. 24. 11. 38.)

Werden gegen Krankheit versicherte Geisteskranke von anderen Stellen als den Trägern der gesetzlichen Krankenversicherung in Heil- oder Pflegeanstalten eingewiesen und treten die Fürsorgeverbände als Kostenträger auf, so sind die den Fürsorgeverbänden durch die Unterbringung entstandenen Kosten — im Rahmen der §§ 1531 ff RVO. in Verbindung mit Abschnitt III d. Erl. d. RAM. v. 20. 5. 1941 — je zur Hälfte von dem Träger der gesetzlichen Krankenversicherung und dem Fürsorgeverband zu tragen. Letzteren steht auch dann in dieser Höhe ein Ersatzanspruch zu, wenn die Unterbringung des Versicherten oder seiner anspruchsberechtigten Angehörigen überwiegend aus Gründen der öffentlichen Sicherheit erfolgte. — Eine Prüfung, ob der Geisteskranke wegen Gemeingefährlichkeit untergebracht worden ist, findet bei diesem Verfahren nicht mehr statt. Im übrigen bleiben die Vorschriften der RVO. über die Beziehungen der Fürsorgeverbände zu einem anderen Träger der RVO. unberührt.

RVO. § 371.

Die Satzung kann den Vorstand ermächtigen, die Krankenhausbehandlung nur durch bestimmte Krankenhäuser zu gewähren und, wo die Kasse Krankenhausbehandlung zu gewähren hat, die Bezahlung anderer Krankenhäuser, von dringenden Fällen abgesehen, abzulehnen.

Für die Auswahl der Krankenhäuser ist in erster Linie die Gewähr für ausreichende, zweckmäßige und wirtschaftliche Krankenhausbehandlung sowie die Angemessenheit der Bedingungen maßgebend. Krankenhäuser, die diesen Erfordernissen entsprechen, dürfen nur aus einem wichtigen Grunde mit Zustimmung des Oberversicherungsamtes ausgeschlossen werden. Soweit möglich, ist den religiösen Bedürfnissen des Kranken Rechnung zu tragen.

Ein *dringender Fall* liegt vor, wenn das bestimmte Krankenhaus überfüllt oder zu weit entfernt oder ungeeignet ist.

(Hess. VG. 9. 8. 02.)

Krankenhäuser, die den Erfordernissen des § 371 Satz 1 RVO. genügen, können nicht lediglich um deswillen von der Behandlung von Kassenmitgliedern *ausgeschlossen werden,* weil sie nicht im Kassenbezirk liegen. Die Vorschriften über den Erfüllungsort der Kasse bleiben dabei unberührt. (RVA. 18. 4. 36.)

Krankenhäuser können grundsätzlich nicht lediglich deshalb von· der Behandlung von Kassenmitgliedern in Fällen innerer Medizin ausgeschlossen werden, weil ein im Krankenhause tätiger *Facharzt* für Innere Medizin nicht zur Verfügung steht. (RVA. 24. 7. 40.)

Regelmäßig wird die im § 369 b RVO. vorgeschriebene Nachprüfung der Arbeitsunfähigkeit und der Verordnung von Versicherungsleistungen bei Krankenhauspflege im Rahmen des Abschnittes II Ziff. 3—5 der Vereinbarung über die *Zusammenarbeit von Krankenkassen und Krankenhausverwaltungen* vom 14. März 1932 erfolgen. Ein Verstoß der Krankenhausverwaltung .gegen diese Vereinbarungen würde gegebenenfalls einen wichtigen Grund für den Ausschluß des Krankenhauses von der Behandlung Versicherter nach § 371 Abs. 2 Satz 2 RVO. darstellen. (RVA. 31. 10. 35.)

RVO. § 429 (für landwirtschaftlich Beschäftigte nach RVO. § 417).

Als erweiterte Krankenpflege wird statt der Krankenpflege und des Krankengeldes Kur und Verpflegung in einem Krankenhaus oder einer ähnlichen Heilanstalt gewährt. Diese Leistung gilt als Regelleistung.

Der Versicherte hat einen *Rechtsanspruch* auf Krankenhauspflege, abweichend von § 184. (AN. 16, S. 478.)

RVO. § 437 Abs. 1 (für Hausgehilfen nach RVO. § 435).

Auch wo die erweiterte Krankenpflege durch die Satzung nicht eingeführt ist, hat die Krankenkasse sie auf Antrag des Dienstberechtigten oder des Hausgehilfen dem in die häusliche Gemeinschaft aufgenommenen Hausgehilfen zu gewähren, wenn die Krankheit ansteckend ist, oder wenn er

nach ihrer Art in der häuslichen Gemeinschaft nicht oder nur unter erheblicher Belästigung des Dienstberechtigten behandelt oder verpflegt werden kann.

Der Hausgehilfe hat *Rechtsanspruch* auf Krankenhauspflege. Aber: Auf jeden Fall muß diese notwendig sein.

(RAM. 18. 6. 38.)

Hausgehilfinnen sind nur solche Gehilfinnen, die in einer Familie, d. h. einer auf Verwandtschaft beruhenden Lebensgemeinschaft oder in einer sonstigen grundsätzlich auf die Lebensdauer geschlossenen familienähnlichen Gemeinschaft weniger Einzelpersonen, die keinen Anstaltscharakter trägt, hauswirtschaftliche Arbeiten gegen Entgelt verrichten.

(RVA. 23. 6. 38.)

Nicht zu den Hausgehilfen zählen Zimmermädchen und das übrige Bedienungspersonal in Gaststätten, Fremdenheimen, Krankenhäusern und Sanatorien. Diese sind Gewerbegehilfen. Gegen Entgelt dienende Wöchinerinnen in einem Wöchnerinnenheim sind keine Hausgehilfen. Solche sind Köchinnen, Kindermädchen und Wirtschafterinnen, dagegen nicht Hauslehrer, Erzieherinnen, Hausdamen, Haustöchter im versicherungsrechtlichem Sinne. (OK. 35. Nr. 27. f.)

Unständig ist die Beschäftigung, die auf weniger als eine Woche entweder nach der Natur der Sache beschränkt zu sein pflegt oder im voraus durch den Arbeitsvertrag beschränkt ist (§ 441 RVO.)

vgl. hierzu:

1. Richtlinien des Reichsausschusses für Ärzte und Krankenkassen für die Verordnung von Krankenhauspflege, vom 22. Juli 1932.

2. Vereinbarungen über die Zusammenarbeit von Krankenkassen und Krankenhausverwaltungen, vom 14. März 1932.

3. Dienstanweisung IV. 3 und 4.

Literatur.

Langer: Rechts- und Merkbuch für die Krankenhausforderungen. 1938.

Vaternahm: Krankenkasse, Krankenhaus und Verweildauerstatistik. Z. f. Krhhauswesen 1937.

Beurlaubung, Erholung und Kuren.

Die einzelne Krankenkasse hat zu entscheiden, ob eine *Erholungskur* bewilligt wird. Die *Entscheidung*, in welchem Genesungs- oder Erholungsheim die von der Kasse bewilligte Kur durchgeführt werden soll, liegt allein bei der Landesversicherungsanstalt (Abt. Krankenversicherung). Diese wird bei der Auswahl des Heimes selbstverständlich den besonderen Bedürfnissen des Einzelfalles (Art der Erkrankung, Gutachten des Arztes, auf Grund dessen Bewilligung der Kur durch die Kasse erfolgt ist) Rechnung zu tragen haben.

(RuPrAM. 17. 4. 35.)

Ein *klagbarer Anspruch* auf Aufnahme in ein Genesungsheim besteht nicht.   (RVA. 12. 3. 18.)

Heilstättenbehandlung ist im allgemeinen für chronisch Kranke und Rekonvaleszenten bestimmt, oder dient der vorbeugenden Krankenfürsorge, wobei andere Heilfaktoren eine größere Rolle spielen als gerade die ärztliche Behandlung. In der gleichen Weise tritt auch bei einer Badekur die eigentliche ärztliche Behandlung hinter die sonstigen Heilfaktoren zurück, die gerade an dem Orte, an dem die Kur gewährt wird, dem Badeorte, bestehen.   (RVA. 27. 6. 22.)

Gegen die Durchführung von Heilverfahren auf Wunsch von Versicherten in anerkannten *Natur-, Kneipp- und homöopathischen Heilanstalten* werden insoweit keine Bedenken erhoben, als dadurch die wirtschaftliche Führung der von den LVA.-Anstalten betriebenen Heilanstalten, Erholungs- und Genesungsheime nicht beeinträchtigt werden.

(RVA. 23. 4. 36.)

Aus der Tatsache, daß ein Versicherter *bis zu seiner Aufnahme in die Heilstätte seiner Berufstätigkeit nachgegangen ist*, folgt nicht ohne weiteres, daß er so lange und auch weiterhin arbeitsfähig war. Entscheidend ist,

ob er ohne Gefahr für seine Gesundheit weiter arbeiten
kann.   (VA. Neisse, 26. 1. 17.)

Ein Versicherter hat nicht das Recht, aus irgend-
welchen persönlichen Gründen während der Erkrankung
eigenmächtig den Kassenbezirk zu verlassen. Tut er das
trotzdem, so hat er die Folge dieser Handlungsweise
zu tragen, ohne die Kasse dafür verantwortlich machen
zu können.   (AG. Hildesheim, 28. 6. 34.)

Die Beurlaubung eines Erkrankten *außerhalb des
Kassenbezirkes* unter Verzichtleistung auf Arzt und
Apotheke wirkt, wenn ein Verzicht unter sinngemäßer
Anwendung des § 139 als zulässig anerkannt wird, nur
für die betreffende Krankheit, nicht aber für eine während des Urlaubs neu hinzukommende Erkrankung,
die dringend die Inanspruchnahme von Arzt und Apotheke
erfordert, falls die Kasse bei der Beurlaubung dies nicht
ausdrücklich zum Ausdruck gebracht hat.
                                   (VA. Lahr, 18. 1. 22.)

Genesenden-Fürsorge.

RVO. § 187.

Die Satzung kann

1. die Dauer der Krankenhilfe bis auf ein Jahr erweitern,

2. Fürsorge für Genesende, namentlich durch Unterbringung in einem Genesungsheim, bis zur Dauer eines Jahres
nach Ablauf der Krankenhilfe gestatten,

3. Hilfsmittel gegen Verunstaltung und Verkrüppelung zubilligen, die nach beendigtem Heilverfahren nötig sind, um die
Arbeitsfähigkeit herzustellen oder zu erhalten,

4. mit Zustimmung des Oberversicherungsamts Maßnahmen zur Verhütung von Erkrankungen der einzelnen Kassenmitglieder vorsehen.

Zu § 187, Nr. 1 bestimmt der Erlaß des RAM. v. 2. 11. 43
bis auf weiteres:

Die Dauer des Krankengeldbezuges und der Krankenhauspflege kann durch die Satzung bis zu einem Jahr erweitert
werden. Die Weitergewährung über die in der Satzung fest-

gesetzte Zeit hinaus ist unter den gleichen Voraussetzungen wie beim satzungsmäßig nicht erweiterten Krankengeld zulässig. (Vgl. auch Anm. zu § 183.)

Zu Nr. 3. Diese Mittel gehören nicht mehr zur Krankenhilfe im engeren Sinne, zur Heilbehandlung, weil sie erst nach deren Abschluß in Anwendung kommen. Auch Verunstaltung kann die Erwerbstätigkeit wesentlich beeinträchtigen und daher die Gewährung von Hilfsmitteln im Sinne der Nr. 3 erforderlich machen. Der Begriff der Verkrüppelung schließt solche Beeinträchtigung notwendig ein. (AV. 20, S. 417.) Ersatz für Sachschaden (z. B. an Kleidern), der durch die Benutzung des Heilmittels entsteht, wird nicht gewährt (AV. 23, S. 26).

Zuschüsse zu *Zahnersatz* vgl. Erl. d. RAM. v. 2. 11. 43. (S. 15.)

Zu Nr. 4. Die vorbeugenden Maßnahmen können verschiedenster Art sein; nur müssen sie geeignet sein, unmittelbar (RVA. 10. 9. 38) die Erkrankung der einzelnen Kassenmitglieder wirksam zu verhüten; sie sind zulässig auch bei Angehörigen des Versicherten. (RVA. 23. 8. 29.)

Zu den vorbeugenden Maßnahmen gehören u. a.: Brückenschienen zur Verhinderung von Zahnkrankheiten (AV. 39, S. 127), Schutzimpfungen mit Diphtherieserum (RAM. 20. 9. 39), orthopädisches Turnen (RVA. 26. 11. 40.)

Krankheitsverhütung.

RVO. § 363.

Die Mittel der Kasse dürfen nur zu den satzungsmäßigen Leistungen, zur Füllung der Rücklage, zu den Verwaltungskosten und für Zwecke der besonderen oder allgemeinen Krankheitsverhütung verwendet werden.

Unter „Krankheitsverhütung" im Sinne des § 363 RVO. sind im Anschluß an die Rechtssprechung des RVA. nur Maßnahmen zu verstehen, die unmittelbar der *Ver-*

hütung von Krankheiten dienen, nicht dagegen auch Maßnahmen, welche auf die Hebung der gesundheitlichen Verhältnisse im allgemeinen, auf die bloße Förderung der Gesundheit oder Ertüchtigung des Körpers abzielen. Mit dem Begriff der allgemeinen Krankheitsverhütung werden die krankheitsverhütenden Maßnahmen zusammengefaßt, die der Allgemeinheit der Kassenmitglieder oder doch wenigstens dem größeren Teil der Kassenmitglieder zugute kommen. Im Gegensatz dazu steht die besondere Krankheitsverhütung; zu dieser zählen die krankheitsverhütenden Maßnahmen, die für eine besonders gefährdete Gruppe von Kassenmitgliedern getroffen werden.

Aus: Richtlinien für die Durchführung der vorbeugenden Gesundheitsfürsorge als Gemeinschaftsaufgabe der Krankenversicherung. (Runderlaß RVA. 30. 12. 1936.)

Tod.

RVO. § 201.

Als Sterbegeld wird beim Tode eines Versicherten das Zwanzigfache des Grundlohnes gezahlt.

Für die Zahlung des Sterbegeldes ist die *Todesursache* unerheblich Das Sterbegeld muß auch bei Selbstmord gezahlt werden. (PrOVG. 14. 3. 87.)

RVO. § 202.

Stirbt ein als Mitglied der Kasse Erkrankter binnen einem Jahre nach Ablauf der Krankenhilfe an derselben Krankheit, so wird das Sterbegeld gezahlt, wenn er bis zum Tode arbeitsunfähig gewesen ist. Das Sterbegeld wird nach dem Grundlohn bemessen, der zuletzt für die Berechnung des Krankengeldes maßgebend gewesen ist; das gilt auch für Weiterversicherte.

Arbeitsunfähigkeit im Sinne der RVO. § 202 ist Berufsinvalidität.

Erl. RAM. v. 2. 11. 43 zu § 202 Satz 1 bestimmt bis auf weiteres: Stirbt ein als Mitglied der Kasse Erkrankter binnen einem Jahr nach dem Zeitpunkt, bis zu dem die Kasse ihm Krankengeld zu gewähren oder Krankengeld oder Krankenhauspflege gewährt hatte, an derselben Krankheit, so wird das Sterbegeld bezahlt, wenn er bis zum Tode arbeitsunfähig gewesen ist.

Der *Tod* muß *infolge derselben Krankheit* eingetreten sein, derentwegen die letzte Leistung an Krankenhilfe gewährt wurde oder doch ein Anspruch auf eine solche bestand. Dabei ist unter „derselben" Krankheit der gleiche pathologische Prozeß, „dieselbe nicht gehobene Krankheitsursache" zu verstehen. (Kühne, S. 122.)

b) Wochenhilfe.

RVO. § 195a.

(1) **Weibliche Versicherte, die in den letzten zwei Jahren vor der Niederkunft mindestens zehn Monate hindurch, im letzten Jahre vor der Niederkunft aber mindestens sechs Monate hindurch auf Grund der Reichsversicherung oder bei dem Reichsknappschaftsvereine gegen Krankheit versichert gewesen sind, erhalten als Wochenhilfe**

1. bei der Entbindung oder bei Schwangerschaftsbeschwerden Hebammenhilfe, Arznei und kleinere Heilmittel sowie, falls es erforderlich wird, ärztliche Behandlung,

2. einen einmaligen Beitrag zu den sonstigen Kosten der Entbindung und bei Schwangerschaftsbeschwerden in Höhe von 10 DMark; findet eine Entbindung nicht statt, so sind als Beitrag zu den Kosten bei Schwangerschaftsbeschwerden 6 DMark zu zahlen,

3. ein Wochengeld in Höhe des Krankengeldes, jedoch mindestens 50 Pfg. täglich, für vier Wochen vor und sechs zusammenhängende Wochen unmittelbar nach der Niederkunft; es beträgt jedoch für die Zeit vor der Entbindung drei Viertel des Grundlohns, solange die Schwangere keine Beschäftigung gegen Entgelt ausübt,

4. solange sie ihre Neugeborenen stillen, ein Stillgeld in Höhe des halben Krankengeldes, jedoch mindestens 25 Pfg. täglich, bis zum Ablauf der zwölften Woche nach der Niederkunft. Der Vorstand kann einen Höchstbetrag für das tägliche Stillgeld festsetzen. Die Satzung oder

die oberste Landesbehörde kann bestimmen, daß die Kassen bei Zahlung des Stillgeldes auf den Wert der regelmäßigen Inanspruchnahme von Mutterberatungsstellen, Säuglingsfürsorgestellen oder gleichartigen Einrichtungen hinweisen.

(2) Die Dauer des Wochengeldbezuges vor der Entbindung wird auf zwei weitere Wochen erstreckt, wenn die Schwangere während dieser Zeit keine Beschäftigung gegen Entgelt ausübt und vom Arzt festgestellt wird, daß die Entbindung voraussichtlich innerhalb sechs Wochen stattfinden wird. Irrt sich der Arzt bei der Berechnung des Zeitpunktes der Entbindung, so hat die Schwangere gleichwohl Anspruch auf das Wochengeld von dem in dem ärztlichen Zeugnis angenommenen Zeitpunkt bis zur Entbindung.

(3) Das Wochengeld für die Zeit vor der Entbindung wird jeweils sofort, nicht erst mit dem Tage der Entbindung fällig.

(4) Neben dem Wochengelde wird kein Krankengeld gewährt. Für die Zeit nach der Entbindung, in der die Wöchnerin gegen Entgelt arbeitet, wird nur das halbe Wochengeld gezahlt.

RVO. § 205a Abs. 1.

Wochenhilfe erhalten auch Ehefrauen sowie solche Töchter, Stief- und Pflegetöchter der Versicherten, welche mit diesen in häuslicher Gemeinschaft leben, wenn

1. sie ihren gewöhnlichen Aufenthalt im Inland haben,

2. ihnen ein Anspruch auf Wochenhilfe nach § 195a nicht zusteht, und

3. die Versicherten in den letzten zwei Jahren vor der Niederkunft mindestens zehn Monate hindurch, im letzten Jahre vor der Niederkunft aber mindestens sechs Monate hindurch auf Grund der Reichsversicherungsordnung oder bei dem Reichsknappschaftsvereine gegen Krankheit versichert gewesen sind. § 195a Abs. 8 gilt entsprechend.

Zu §§ 195a und 205 RVO. vgl. Erlaß d. RAM. v. 2. 11. 43.

Der *ausgesteuerten weiblichen Versicherten* stehen die Leistungen der Wochenhilfe bei Erfüllung der gesetzlichen Voraussetzungen trotz Aussteuerung zu. Dies hat vor allem in der Richtung Bedeutung, als bekanntlich zu den Leistungen der Wochenhilfe auch die erforderliche ärztliche Behandlung gehört. Trotz Aussteuerung muß daher die bei Schwangerschaftsbeschwerden und bei der Entbindung notwendige ärztliche Behandlung geleistet werden und zwar auch dann, wenn es sich um eine regelwidrige Entbindung handelt.

(RVA. 28. 10. 36.)

Abs. 5 Satz 1.

Die Familienwochenhilfe ist auch zu gewähren, wenn die Niederkunft innerhalb neun Monaten nach dem Tode des Versicherten erfolgt.

Zu § 205a Abs. 5 RVO. bestimmt der Erl. d. RAM. v. 2. 11. 43 bis auf weiteres:

Die Kasse kann Familienwochenhilfe auch dann gewähren, wenn die Niederkunft später als neun Monate nach dem Tode des Versicherten erfolgt, sofern nicht besondere Umstände dagegen sprechen, daß das Kind noch zu Lebzeiten des Versicherten empfangen ist.

Das gemäß § 195a Abs. 2 RVO. ausgestellte ärztliche Zeugnis über den *Zeitpunkt der Niederkunft* ist für die Kasse bindend und einer Nachprüfung durch den Vertrauensarzt entzogen: (OVA. München, 29. 4. 39.)

Hierzu jedoch: Die *vertrauensärztliche Nachuntersuchung einer Schwangeren* zur Nachprüfung eines ärztlichen Zeugnisses über den voraussichtlichen Zeitpunkt der Niederkunft kann durch den vertr.-ärztlichen Dienst nicht abgelehnt werden, wenn der Leiter einer Krankenkasse dies für erforderlich hält. Die Verpflichtung ergibt sich aus Abschnitt I der Dienstanweisung für Vertrauensärzte. Der Ausschuß der Gemeinschaftsstelle empfiehlt, für derartige Nachuntersuchungen besondere Fachärzte zur Verfügung zu stellen. (GSt. 6. 9. 39.)

Entbindung liegt dann vor, wenn der neue Organismus (das Kind) vom mütterlichen Organismus abgetrennt wird, um ihn ein selbständiges Leben führen zu lassen.

(RVA. 24. 11. 21.)

Eine *Entbindung* im Sinne der §§ 195a und 205a RVO. liegt entsprechend der jetzt herrschenden medizinischen Auffassung vor, wenn ein Kind entweder lebend geboren wird, d. h. wenn die natürliche Lungenatmung eingesetzt hat (*Lebendgeburt*), oder wenn eine *Totgeburt* eine Körperlänge von wenigstens 35 cm hat. Totgeborene Früchte, die weniger als 35 cm lang sind, sind Fehlgeburten.   (RVA. 10. 3. 38.)

Fehlgeburten und der sog. *Abort* sind keine Entbindungen im Sinne des Gesetzes (RVA. 27. 4. 26). Jede Auskratzung bei bestehender Schwangerschaft ist als Fehlgeburt zu betrachten. Auskratzungen ohne Schwangerschaft zu diagnostischen oder therapeutischen Zwekken stehen einer Fehlgeburt nicht gleich.
(RuPrAM. 5. 10. 36.)

Wöchnerinnen sind Personen weiblichen Geschlechts, die entbunden haben.   (AN. 21, S. 433.)

Schwangerschaftsbeschwerde ist jede Störung des körperlichen Organismus, die ursächlich auf die Schwangerschaft zurückgeführt werden kann und über das bei dem Zustand der Schwangerschaft gewöhnliche Maß nicht hinausgeht (RVA. 27. 9. 26). Die mit einer Fehlgeburt einhergehenden Beschwerden sind keine Schwangerschaftsbeschwerden, sie können aber einen Krankheitszustand begründen. Die einer Fehlgeburt vorausgehenden Beschwerden können Schwangerschaftsbeschwerden sein.   (RVA. 3. 2. 39.)

Wehen gelten nur insoweit als Schwangerschaftsbeschwerden, als sie für sich und zeitlich getrennt von der zusammenhängenden Wehentätigkeit bei der Entbindung auftreten.   (PrMV. 18. 12. 29.)

Ärztliche Geburtshilfe ist eine Hilfeleistung, ohne daß bei der Niederkunft eine Krankheit vorzuliegen braucht. (OVA. Leipzig, 14. 6. 16.) Die ärztliche Behandlung umfaßt alle im sachlichen oder zeitlichen Zusammenhang mit der Entbindung oder den Schwangerschaftsbeschwerden vorgenommenen notwendigen ärztlichen Maßnahmen.
(RVA. 7. 1. 30.)

Kunsthilfe bei der Entbindung, Extraktion mit der Hand, Entfernung der Nachgeburt, künstliche Erweiterung der weichen Geburtswege, Nähen eines frischen Dammrisses, Wiederbelebungsversuche am scheintoten Kind sind *ärztliche Behandlung.* (Jäger, S. 3.)

Alle *Hilfeleistungen,* die nach dem Zeitpunkt fallen, der als Beginn der Geburt bezeichnet werden kann, sind nicht mehr als „bei Schwangerschaftsbeschwerden" geleistet zu betrachten; das würde im allgemeinen auch für Hilfeleistungen gelten, die am Tage vor der Entbindung notwendig werden. (Sächs. WuAM. 27. 1. 27.)

Regelwidriger Verlauf.

Krankheit ist keinesfalls jede Entbindung, bei welcher ein Arzt mitwirkt, vielmehr, wenn die ärztliche Hilfe die Eigenschaft der Geburtshilfe verliert, wenn also die Entbindung unter Erscheinungen verläuft, welche die Gebärtätigkeit der weiblichen Person in den Hintergrund treten lassen. Das ist namentlich der Fall, wenn der Arzt zu Eingriffen genötigt ist, die der Beseitigung einer Gefahr für Mutter und Kind dienen. (RVA. 27. 4. 26.)

Wird bei regelwidrigem Verlauf einer *Entbindung Kunsthilfe* erforderlich, gleichviel ob aus Rücksicht für die Wöchnerin oder das Kind, so liegt eine Krankheit der ersteren vor, ebenso wenn die Schwangerschaft künstlich unterbrochen werden muß. (OVA. Leipzig, 14. 6. 16.)

Die Behandlung an *Kindbettfieber,* sowie nach Abschluß der Entbindung eintretende Krankheitserscheinungen, sind nicht unter die örtliche Behandlung bei der Entbindung zu zählen, sondern sind als Krankheit im Rechtssinne zu entschädigen. (RVA. 7. 1. 30.) Fehlgeburten fallen nicht unter den Begriff der Entbindung, sondern sind Krankheit. (RVA. 11. 5. 26.)

Auch eine *regelwidrige Entbindung* ist und bleibt in erster Reihe eine Entbindung, im Vordergrund steht die Entbindung, es handelt sich daher stets um einen Versicherungsfall der Wochenhilfe. Die regelwidrige Entbindung ist zwar auch eine Krankheit, aber der regelwidrige Ablauf ist nur Begleiterscheinung.

(RVA. 7. 12. 37.)

RVO. § 196. (1)
Mit Zustimmung der Wöchnerin kann die Kasse
1. an Stelle des Wochengeldes Kur und Verpflegung in einem Wöchnerinnenheim gewähren.

Wöchnerinnenheime sind alle Anstalten (Krankenhäuser, Kliniken oder Sanatorien), die nach ihrer Einrichtung der Aufnahme weiblicher Personen zum Zwecke der Entbindung und Wochenpflege zu dienen bestimmt und geeignet sind.

(RVA. 13. 3. 29.)

Ein Fall der *regelwidrigen Entbindung* ist in erster Linie als Versicherungsfall der Wochenhilfe zu betrachten. Die in einem solchen Falle der Wöchnerin gewährte Anstaltspflege ist grundsätzlich als *Wöchnerinnenheimpflege* im Sinne des § 196 RVO. anzusehen.

(RVA. 7. 12. 37.)

Die nach der Entbindung notwendige *Anstaltspflege*, beispielsweise durch Brustdrüsenentzündung, Nierenbeckenentzündung, Kindbettfieber usw. bedingt, gilt nicht als Wöchnerinnenheimpflege, sondern ist Krankenhauspflege im Sinne der Voraussetzungen der §§ 182 und 205 RVO.

Selbstverständlich ist die *klinische Entbindung* in jedem Falle vorzuziehen, in dem ein krankhafter Verlauf einer Entbindung zu erwarten oder auch nur zu vermuten ist oder in dem die Wohnungsverhältnisse ungünstig liegen. Doch haben Erfahrungen und wissenschaftliche Arbeiten der neuesten Zeit ergeben, daß die Aussichten auf einen günstigen Verlauf einer normalen *Entbindung im Privathaushalt* denen der klinischen Entbindung nicht nachstehen.

(PrIM. 6. 9. 34.)

Bei der Beurteilung der Frage, ob bei einer Entbindung die Zuziehung des Arztes und sinngemäß auch Krankenhausaufnahme erforderlich war, ist nicht davon auszugehen, ob, vom Standpunkt nach erfolgter Geburt gesehen, dies tatsächlich erforderlich war, also daß etwa, was nicht vorauszusehen war, später die Geburt doch spontan erfolgte. Vielmehr muß die Beurteilung vom Standpunkt während der Entbindung mit Rücksicht auf etwa zu *befürchtende Komplikationen* erfolgen.

(AG. Berlin-Mitte, 19. 5. 30.)

Erhält die kranke Wöchnerin *Krankenhauspflege* nach § 184 RVO., so bleibt trotzdem der Anspruch auf *Wochengeld* bestehen. (RVA. 6. 9. 34.)

Die Krankenkasse hat, falls einer Wöchnerin die Wochenhilfe durch Einweisung in ein Wöchnerinnenheim gewährt wird, die *Verpflegungskosten des neugeborenen Kindes* als Teil des Wochenhilfeanspruches zu tragen. Sie hat die Kosten für die *Ernährung mit Muttermilch* zu tragen, mögen diese nun durch die Mitaufnahme der Mutter in das Krankenhaus oder durch deren zum Zwecke des Stillens unternommene Fahrten zum Krankenhaus oder durch etwaige Beschaffung abgezogener Muttermilch entstanden sein. (RVA. 14. 9. 36.)

Über *Mehrleistungen bei Wochenhilfe* vgl. RVO. §§ 195b, 199.

Literatur.

Jäger: Die Wochenhilfe. Kommentar zu den Bestimmungen der RVO. über Wochenhilfe 1937.

c) Mißglückter Arbeitsversuch.

Nach dem Begriff der ständigen Rechtssprechung liegt ein „*mißglückter Arbeitsversuch*" dann vor, wenn die Unfähigkeit des Kranken zur Leistung der übernommenen Arbeit alsbald bei seiner Betätigung zutage tritt und es zu einer ernstlichen Arbeitsleistung von einiger wirtschaftlicher Bedeutung nicht kommen läßt.

Ist ein Arbeitsnehmer infolge seines *Gesundheitszustandes* nicht imstande, Arbeiten von wirtschaftlichem Wert zu leisten oder könnte er die Arbeit lediglich mit der Gefahr der Verschlimmerung seines Zustandes aufnehmen, so ist ein rechtliches, der KV.-Pflicht unterliegendes *Beschäftigungsverhältnis* nicht anzunehmen.

(AN. 42, S. 396.)

Wenn die *völlige Unfähigkeit zur Leistung* der übernommenen Arbeit alsbald bei ihrer Betätigung zutage tritt und es zu einer ernstlichen Arbeitsleistung von einiger wirtschaftlicher Bedeutung nicht kommen läßt oder wenn nach dem Zustande des Beschäftigten von vornherein objektiv, wenngleich für die Beteiligten vielleicht nicht sofort erkennbar, feststeht, daß die Arbeit in kürzester Frist ein Ende nehmen müsse, liegt eine Beschäftigung im Sinne des § 165 RVO. nicht vor, sondern nur ein *bloßer Versuch der Beschäftigung*, ein erfolgloser Arbeitsversuch. der zur Begründung der Versicherungspflicht nicht hinreicht. Ein mißglückter Arbeitsversuch wird in der Rechtssprechung in solchen Fällen auch bei einer tatsächlichen Arbeitsleistung von einigen — etwa 2 bis 4 — Tagen in der Regel angenommen.

(OVA. Hildesheim, 17. 9. 38.)

Trotz einer Krankheit kommt auch dann ein versicherungspflichtiges Verhältnis zustande, wenn der Versicherte *alsbald nach Antritt seiner Beschäftigung erkrankt*, sofern das Leiden bei Beginn der Beschäftigung noch nicht in einem einer Heilbehandlung erforderlichem Maße bestand. (OVG. Dortmund, 19. 7. 34.)

Ein bloßer *mißglückter Arbeitsversuch unterbricht die Erwerbslosigkeit nicht*, ebenso nicht eine auf Erwerb gerichtete Tätigkeit, die nur gelegentlich oder geringfügig ist. (AN. 39, S. 429.)

Erwerbslosigkeit ist der Mangel einer (rechtlich oder sittlich erlaubten) Beschäftigung gegen Entgelt; auf den Grad des Mangels kommt es nicht an.   (EuM. 44, S. 27.)

d) Dauer der Krankenhilfe.

(Aussteuerung.)

RVO. § 183.

(1) Die Krankenhilfe endet spätestens mit Ablauf der sechsundzwanzigsten Woche nach der Krankheit, wird jedoch Krankengeld erst von einem späteren Tage ab bezogen, nach diesem. Fällt in den Krankengeldbezug eine Zeit, in der nur Krankenpflege gewährt wird, so wird diese Zeit auf die Dauer des Krankengeldbezugs bis zu dreizehn Wochen nicht angerechnet.

(2) Endet die Arbeitsunfähigkeit an einem Sonntag oder einem staatlich allgemein anerkannten Feiertag, so wird dieser Tag für das Krankengeld nicht mitgezählt.

(3) Ist Krankengeld über die sechsundzwanzigste Woche nach Beginn der Krankheit hinaus zu zahlen, so endet mit seinem Bezug auch der Anspruch auf Krankenpflege.

Die Fassung des § 183 entspricht nicht mehr dem derzeitigen Rechtszustand:

Der Erlaß des RAM. v. 2. 11. 43 bestimmt bis auf weiteres:

Die Krankenpflege wird ohne zeitliche Begrenzung gewährt. Scheidet ein Mitglied während des Bezugs von Krankenpflege aus der Versicherung aus, so endet die Krankenpflege spätestens sechsundzwanzig Wochen nach dem Ausscheiden.   (Ziff. I, Nr. 1.)

Krankengeld wird bei Arbeitsunfähigkeit bis zu sechsundzwanzig Wochen gewährt, auch wenn während dieser Zeit eine neue Krankheit auftritt. Ist der Versicherte wieder arbeitsfähig, aber noch behandlungsbedürftig, und wird er wegen einer neuen Krankheit arbeitsunfähig, so hat er einen neuen Anspruch auf Krankengeld. — Hat der Versicherte für sechsundzwanzig Wochen Krankengeld bezogen und besteht nach vertrauensärztlichem Gutachten begründete Aussicht, daß er in absehbarer Zeit wieder arbeitseinsatzfähig sein wird, so kann die Kasse Krankengeld bis zur Wiederherstellung der Arbeitseinsatzfähigkeit weitergewähren.

         (Ziff. I, Nr. 2, Satz 1, 2 u. 3.)

  § 183 Abs. 2 der RVO. ist bis auf weiteres nicht anzuwenden.   (aaO. Satz 5.)

  Ist ein Versicherter, der gleichzeitig familienversichert ist,
während des Bezuges von Krankenpflege aus der eigenen Versicherung ausgeschieden, so kann ihm, wenn und solange er der
Krankenhauspflege bedarf, gesetzliche und satzungsmäßige
Krankenhauspflege aus der für ihn bestehenden Familienversicherung gewährt werden.

     (RVA. v. 14. 7. 44 zu Ziff. I, Nr. 1, Satz 2.)

 Insoweit spielt auch der alte *Rechtsbegriff der Krankheit* keine Rolle mehr. Vielmehr erhält jede medizinisch
festgestellte Erkrankung die ihr angemessene Heilbehandlung im Rahmen des Notwendigen, in den sachlich durch
Gesetz und Satzung gezogenen Grenzen. (Kühne, S. 77.)

  Für die vom medizinischen Standpunkt *dem Vertrauensarzt
obliegende Beurteilung,* ob begründete Aussicht besteht, daß
der Versicherte in absehbarer Zeit wieder arbeitseinsatzfähig
sein wird, kommt eine Reihe verschiedener Gesichtspunkte
in Betracht. Insbesondere die Art der Krankheit, der bisherige Krankheitsverlauf, die körperlichen und geistigen Anlagen des Versicherten, sein Lebensalter, die Art der bisher
ausgeübten Tätigkeit und auch die wirtschaftlichen Verhältnisse des Versicherten.   (Kühne, S. 79.)

  (Die *Arbeitseinsatzfähigkeit* bezieht sich auf das allgemeine
Arbeitsfeld.)

 Ist der Versicherte wieder arbeitsfähig, aber noch behandlungsbedürftig und wird er *wegen einer neuen Krankheit arbeitsunfähig,* so hat er nach Ziff. I Nr. 2a Abs. 1
Satz 2 des Erlasses einen neuen Anspruch auf Krankengeld. Daß der Versicherte inzwischen längere Zeit hindurch arbeitsfähig gewesen sein müsse, ist nicht Voraussetzung der Annahme einer „neuen" Erkrankung,
wenn es auch nicht genügt, daß der tatsächlich arbeits-

unfähige Kranke in der Zwischenzeit nur zum Schein oder in Verkennung seines Zustandes gearbeitet tat.

(Kühne, S. 79.)

Personen, die der gesetzlichen Krankenversicherung unterliegen und an einer ansteckungsgefährlichen Geschlechtskrankheit leiden, erhalten für diese Krankheit die Krankenpflege zeitlich unbegrenzt. Macht die Krankheit Krankenhausbehandlung erforderlich, so ist sie zu gewähren.

(Gesetz über weitere Maßnahmen in der Reichsversicherung usw. v. 15. 1. 41, § 9, Ziff. 1.)

Rückfällig Kranke.

RVO. § 188.

Die Satzung kann für Versicherte, die auf Grund der Reichsversicherung oder dem Reichsknappschaftsverein oder aus einer Ersatzkasse binnen zwölf Monaten bereits für sechsundzwanzig Wochen hintereinander oder insgesamt Krankengeld oder die Ersatzleistungen dafür bezogen haben, in einem neuen Versicherungsfalle der im Laufe der nächsten zwölf Monate eintritt, die Krankenhilfe auf die Regelleistungen und auf die Gesamtdauer von dreizehn Wochen beschränken. Dies gilt nur, wenn die Krankenhilfe durch dieselbe nicht gehobene Krankheitsursache veranlaßt wird.

§ 188 gestattet es den Krankenkassen, Vorsorge gegen ein übermäßiges Ausnutzen der Kassenmittel durch chronische Kranke, namentlich solche Personen zu treffen, die eigentlich schon mehr invalide als krank sind.

Mit Rücksicht auf die *Neuregelung der Aussteuerung* in Ziff. I Nr. 1 und 2 wurde folgende Änderung notwendig:

Erl. RAM. v. 2. 11. 43 a. a. O. bestimmt folgendes:

Die Satzung kann für Versicherte, die auf Grund der Reichsversicherung innerhalb von zwölf Monaten bereits für sechsundzwanzig Wochen Krankengeld oder die Ersatzleistungen dafür bezogen haben, in einem neuen Versicherungsfalle, der im Laufe der nächsten zwölf Monate eintritt, die Gewährung von Krankengeld und Krankenhauspflege auf die Gesamtdauer von dreizehn Wochen beschränken, wenn diese

Leistungen durch dieselbe nicht behobene Krankheitsursache veranlaßt werden; in den Fällen jedoch, in denen der arbeitsunfähig Erkrankte nach vertrauensärztlichem Gutachten voraussichtlich in absehbarer Zeit wieder arbeitseinsatzfähig sein wird, ist die Gewährung von Krankengeld und Krankenhauspflege auch über die in der Satzung festgesetzte Frist hinaus unter den gleichen Voraussetzungen wie beim satzungsmäßig nicht beschränkten Krankengelde zulässig.

Grundsätzlich bildet jede *neue Erkrankung* einen „neuen Versicherungsfall", d. h. sie begründet den Anspruch für die volle gesetz- oder satzungsmäßige Dauer ohne Anrechnung der Zeit, für welche in einem früheren Falle Unterstützung bereits gewährt worden ist; dabei ist es unerheblich, ob die beiden oder mehrere Fälle auf eine und dieselbe Krankheitsursache (Krankheit im „medizinischen Sinne") zurückzuführen sind; es genügt, daß die Fälle sich als mehrere Krankheiten im Rechtssinne darstellen, d. h., daß zwischen ihnen eine Zeit liegt, in der bei vernünftiger Lebensweise nach sachverständigem Befinden weder ärztliche Behandlung oder die Anwendung von Heilmitteln erforderlich, noch Arbeitsunfähigkeit gegeben war. (AN. 20, S. 319.)

Vorausgesetzt wird aber, daß der neue Versicherungsfall durch *dieselbe nicht behobene Krankheitsursache* veranlaßt ist, d. h., daß er mit dem früheren Falle eine eigentliche Krankheit im medizinischen Sinne bildet, was besonders bei gewissen chronischen, gelegentlich zurücktretenden, dann wieder sich steigernden Krankheitsprozessen der Fall ist. Dabei bleibt eine verschiedene Erscheinungsweise der Krankheit außer Betracht. § 188 ist nicht anwendbar, wenn der neue Versicherungsfall von einer neuen Krankheitsursache ausgelöst wurde, auch wenn im Laufe der dadurch bedingten Behandlung das alte Leiden wieder hervorgetreten ist. (EuM. 31, S. 17.)

Weiter wird *vorausgesetzt*, daß der Versicherte binnen zwölf Monaten für sechsundzwanzig Wochen Krankengeld oder was als Ersatz dafür gilt, bezogen hat; der Empfang von Heilmitteln oder ärztliche Behandlung genügt nicht. (AV. 17, S. 607.)

Es macht *keinen Unterschied*, ob die Leistungen für sechsundzwanzig Wochen hintereinander oder in verschiedenen Zeitteilen bezogen sind; solche Zeitteile sind zusammenzurechnen. Das bezieht sich aber nur auf Unterbrechungen durch Zeiten der Arbeitsfähigkeit, nicht auch auf andere Fälle, so auf vorübergehende Beurlaubung aus dem Krankenhause, denn in diesen Fällen dauert der Anspruch auf die Leistungen ununterbrochen fort, so daß ein einheitlich verlaufender Zeitraum vorliegt und eine Zusammenrechnung nicht in Frage kommt. (Kühne, S. 97.)

In einem *neuen Falle* sind Krankengeld und Krankenhauspflege nur für dreizehn Wochen zu gewähren; diese dreizehn Wochen sind vom Beginn der Leistungen zu berechnen; Zeiten bloßer Krankenpflege bleiben außer Betracht.

<h3 style="text-align:center">e) Spruchverfahren.</h3>

RVO. § 1636.

Bei Streit über die Leistungen aus der Krankenversicherung entscheidet auf Antrag in erster Instanz, vorbehaltlich des § 1661, das Versicherungsamt (Spruchausschuß).

Das Spruchverfahren nach den §§ 1636 ff. greift nur Platz bei Streit über solche Leistungen aus der Krankenversicherung, auf die ein gesetzlicher Anspruch besteht. (RVA. 16. 11. 14.)

Bei Streit über Leistungen aus der Krankenversicherung ist der ordentliche Rechtsweg unzulässig. (§ 1636 RVO.) (KG. 16. 10. 35.)

RVO. § 1661.

Der Vorsitzende entscheidet in öffentlicher mündlicher Verhandlung allein über Leistungen der Krankenversicherung, wenn es sich handelt um

1. lediglich rechnerische Feststellung der Dauer und Höhe der Krankenhilfe,

2. Gewährung der Krankenhauspflege an Stelle der Krankenhilfe,

3. Sterbegeld.

Zu § 1661: Verordnung über die weitere Vereinfachung des Verfahrens in der Reichsversicherung und der Arbeitslosenversicherung, vom 26. Oktober 1943.

§ 1.

1. Die Entscheidung des Versicherungsamts im Spruchverfahren ergeht in allen Fällen durch den Vorsitzenden des Ausschusses allein, und zwar ohne mündliche Verhandlung. Der Versicherte ist, sofern er nicht bereits gehört worden ist, auf seinen Antrag vor der Entscheidung zu hören.

2. Gegen die Entscheidung des Versicherungsamts ist binnen einem Monat Berufung an das Oberversicherungsamt zulässig, wenn der Ausschußvorsitzende sie wegen der Bedeutung der Sache oder der Zweifelhaftigkeit des Falles für zulässig erklärt. Der Vorsitzende des Versicherungsamts entscheidet, vorbehaltlich des § 3, endgültig, und zwar nach seinem Ermessen mit oder ohne mündliche Verhandlung.

II. Unfallversicherung.

3. Buch der RVO. §§ 537—1225.

Träger der Unfallversicherung: Die Berufsgenossenschaften.

Versicherungsfall: Arbeitsunfall.

Leistungen: Krankenbehandlung, Berufsfürsorge, Rente oder Krankengeld, Sterbegeld.

RVO. § 555.

Gegenstand der Versicherung ist der in den folgenden Vorschriften bestimmte Ersatz des Schadens, der durch Körperverletzung, Tötung oder Beschädigung eines Körperersatzstückes entsteht.

RVO. § 556.

Dem Verletzten und seinen Hinterbliebenen steht kein Anspruch zu, wenn sie den Unfall vorsätzlich herbeigeführt haben. Im Fall des § 545 a kann der Schadenersatz außerdem ganz oder teilweise, bei Hinterbliebenen jedoch höchstens zur Hälfte versagt werden, wenn eine grobe Fahrlässigkeit des Verletzten bei der Entstehung des Unfalls mitgewirkt hat.

(Vgl. hierzu RVO. § 557.)

Der Begriff grober *Fahrlässigkeit* kann, auch wenn er als gegeben anzusehen ist, nicht in jedem Falle der Versagung eines Schadenersatzes oder Rentenanspruches zugrunde gelegt werden. Das Alter der in Frage kommenden Person ist jedenfalls maßgeblich mit zu berücksichtigen.

(OVA. Koblenz-Ehrenbreitstein, 24. 6. 49.)

RVO. § 558.

(1) Die Genossenschaft hat bei Verletzung zu gewähren
1. Krankenbehandlung,
2. Berufsfürsorge,
3. eine Rente oder Krankengeld, Tagegeld, Familiengeld für die Dauer der Erwerbsunfähigkeit.

(2) Die Genossenschaft hat ein durch den Unfall beschädigtes Körperersatzstück wiederherzustellen oder erneuern zu lassen. (Vgl. hierzu RVO. §§ 558a bis 559.)

RVO. § 588 b.

Die Krankenbehandlung umfaßt
1. ärztliche Behandlung,
2. Versorgung mit Arznei und anderen Heilmitteln, Ausstattung mit Körperersatzstücken, orthopädischen und anderen Hilfsmitteln, die erforderlich sind, um den Erfolg der Heilbehandlung zu sichern oder die Folgen der Verletzung zu erleichtern,
3. die Gewährung von Pflege (§ 558 c).

RVO. § 558 d Abs. 1.

Die Genossenschaft kann als Krankenbehandlung freie Kur und Verpflegung in einer Heilanstalt (Heilanstaltspflege) und als Pflege freien Unterhalt und Pflege in einer geeigneten Anstalt (Anstaltspflege) gewähren.

RVO. § 559c.

Die Verpflichtung zur Gewährung von Rente beginnt bei Verletzten, die auf Grund der Reichsversicherung gegen Krankheit versichert sind, mit dem Wegfall des Krankengeldes aus der Krankenversicherung, spätestens mit der siebenundzwanzigsten Woche nach dem Unfall, bei anderen Verletzten mit dem Tage nach dem Unfall, unbeschadet des § 559 1 Abs. 1 Satz 2, Abs. 5.

Begriff.

Als *Schaden* ist die durch Körperverletzung herbeigeführte Gesundheitsschädigung anzusehen, nicht die Beeinträchtigung der Erwerbsfähigkeit.

(EuM. Bd. 21, S. 4.)

Erwerbsfähigkeit im Sinne der Unfallversicherung ist die Fähigkeit, sich auf dem Gebiet des wirtschaftlichen Lebens einen Erwerb zu verschaffen.   (AN. 88, S. 70.)

Der Unfall braucht nicht die alleinige Ursache des Schadens zu sein, es genügt, daß der *Unfall als mitwirkende Ursache* des Erfolges sich darstellt, als eine Bedingung, ohne die nach menschlicher Voraussicht der Schaden in gleicher Schwere und Schnelligkeit nicht eingetreten wäre.   (EuM. Bd. 6, S. 209.)

Das Ereignis muß aber in einem *Zusammenhang mit der Körperschädigung* stehen. Es genügt nicht, daß es nur der äußere Anlaß, die Gelegenheitsursache für das Hervortreten einer bereits vorhandenen Erkrankung ist. Ist aber eine vorhandene krankhafte Veranlagung zu einer plötzlichen, sonst in absehbarer Zeit nicht zu erwartenden Entwicklung gebracht oder wesentlich verschlimmert worden, so liegt ein Unfall vor.   (Bay. LVA. 22. 45.)

Betriebsunfall.

Betriebsunfälle sind Körperbeschädigungen, die infolge der Ausübung der betriebsüblichen Arbeit innerhalb einer

Arbeitsschicht eintreten, sowie „Unfälle des täglichen Lebens“, die Versicherte bei und infolge der Ausübung von Betriebstätigkeit erleiden. Damit eine beim Betrieb eingetretene Körperschädigung als Betriebsunfall gelte, bedarf es nur der Feststellung, daß sie innerhalb eines verhältnismäßig kurzen Zeitraums eingetreten ist, aber nicht der Feststellung des genauen Zeitpunkts der Schädigung. (RVA. 19. 7. 24.)

Auch eine *Häufung kleinster Unfälle* stellt einen Unfall dar. (EuM. 2, S. 197.)

Der *Begriff des Unfalls* erfordert nach der ständigen Rechtsprechung des Versicherungsamtes ein plötzliches, d. h. ein in einem verhältnismäßig kurzen Zeitraum eingeschlossenes Ereignis, auf welches die Körperschädigung ursächlich zurückzuführen ist. (RVA. 13. 2. 11.) Es ist aber nicht notwendig, daß ein geradezu augenblickliches Geschehnis vorliegt, es genügt, daß die Schädigung innerhalb einer, durch wesentliche Pausen nicht unterbrochenen Arbeitsschicht erfolgt; demnach ist das Erfordernis der Plötzlichkeit noch erfüllt, wenn eine mehrere Stunden dauernde Einwirkung einen schädigenden Einfluß auf den Körper gehabt hat. (RVA. 24. 11. 23.)

Die bloße *Möglichkeit eines ursächlichen Zusammenhangs* mit einem Betriebsunfall reicht nicht aus, um den Versicherungsträger zu einer Entschädigung zu verurteilen (RVA. 3. 6. 37); auch genügen nicht nur lose oder entfernt mit dem schädigenden Ereignis verbundene Umstände, sondern nur solche, die nach der Auffassung des Lebens beachtlich sind und zum Zustandekommen des Unfalls wesentlich beigetragen haben. (RVA. 26. 2. 14.)

Schwere, Ungewöhnlichkeit und Gewaltsamkeit der Arbeit usw. sind nur Umstände, die geeignet sind, den *Nachweis des Zusammenhangs* mit dem Betriebsunfall zu erleichtern. (Breith. 9, S. 363.)

Forderungen für die *Anerkennung der Entstehung eines* bis dahin fehlenden *Bruches durch Unfall* (Leisten- oder Bauchbruch):

1. Es muß ein Unfallereignis i. S. d. G. vorliegen oder ungewohnte, jedenfalls für den Ausführenden zu schwere Arbeit;

2. das Unfallereignis muß derart gewesen sein, daß entweder die Gegend des Bruches durch eine schwere Gewalteinwirkung betroffen wurde, so daß eine Zerreißung der Bauchwand die Folge war, oder daß eine gewaltige Erhöhung der Bauchpresse ausgelöst wurde;

3. die Arbeit muß bei unter starker Gewalteinwirkung entstandenen plötzlichen Brüchen infolge heftiger Schmerzen und Übelsein sofort niedergelegt, jede andere körperliche Beschäftigung unmöglich sein und der Arzt sofort oder wenigstens bis zum dritten Tage angerufen sein;

4. wenn sich bei direkter Gewalteinwirkung mit Zerreißung ein Bluterguß und unzweifelhaft hochgradige Schmerzhaftigkeit an der Stelle des Bauchbruchs nachweisen läßt, so ist damit die Unfallentstehung bewiesen. Bei Leistenbrüchen kann der Bluterguß fehlen, da das Blut in die Bauchhöhle abfließen kann.   (Entsch. RVA. 6. 2. 24.)

Die Einwirkung einer nur dem Betrieb eigentümlichen oder überhaupt einer besonderen *Gefahr des Betriebs* oder eine Erhöhung der allgemeinen Gefahr durch Betriebsverhältnisse ist nicht erforderlich; es genügt vielmehr auch eine sogenannte Gefahr des täglichen, gemeinen, gewöhnlichen Lebens.   (AV. 22, S. 212.)

Auch die aus betriebsüblicher Tätigkeit erwachsende *Schädigung der Gesundheit* ist Betriebsunfall (RVA. 24. 11. 23); ist jedoch ein Leiden so weit vorgeschritten, oder so beschaffen, daß es von selbst zu einer Minderung der Arbeitsfähigkeit führen muß, so kann, wenn dieser Fall während einer Betriebsarbeit eintritt, das Vorliegen eines Betriebsunfalles nicht angenommen werden.   (Sächs. LVA. 27. 2. 15.)

Vorsätzliche Herbeiführung des *Unfalls durch Selbst-mord* kann nicht aus dem ersten Anschein gefolgert werden. Ausschlaggebend sind vielmehr die seelischen Voraussetzungen des Vorganges und die ganze Persönlichkeit des Getöteten. (Rek. Sen. Bay. LVA. 19. 1. 50.)

Hierbei ist zu prüfen, ob der *Selbstmord* im Zustande der Unzurechnungsfähigkeit verübt worden ist (sonst Vorsatz) und ob die Unzurechnungsfähigkeit auf einen unter Versicherungsschutz stehenden Arbeitsunfall zurückzuführen ist.

Der Grad der durch Unfall bedingten *Minderung der Erwerbsfähigkeit* ist grundsätzlich danach zu bewerten, inwieweit der Verletzte mit der ihm verbliebenen Erwerbsfähigkeit auf dem allgemeinen Arbeitsmarkt mit gesunden Arbeitskräften in Wettbewerb treten kann. Bei der Abgrenzung des zumutbaren Arbeitsmarktes ist aber bei langjähriger ausgesprochener Berufsarbeit und dadurch bedingter Einschränkung der Wettbewerbsfähigkeit auf dem allgemeinen Arbeitsmarkt der in den besten Jahren ausgeübte Beruf gebührend zu berücksichtigen. (Rek. Sen. Bay. LVA. 5. 5. 50.)

Weg.

RVO. § 543.

(1) Als Arbeitsunfälle gelten auch Unfälle auf einem mit der Tätigkeit in dem Unternehmen zusammenhängenden Weg nach und von der Arbeits- oder Ausbildungsstätte. Der Umstand, daß der Versicherte wegen der Entfernung seiner ständigen Familienwohnung von der Arbeitsstätte (Ausbildungsstätte) auf dieser oder in ihrer Nähe eine Unterkunft hat, schließt die Versicherung des Weges von und nach der Familienwohnung nicht aus.

(2) Als Arbeitsunfälle gelten ferner Unfälle bei einer mit der Tätigkeit in dem Unternehmen zusammenhängende Verwahrung, Beförderung, Instandhaltung oder Erneuerung des Arbeitsgeräts, auch wenn es vom Versicherten gestellt wird.

RVO. § 544.

Die Versicherung erstreckt sich auch auf andere Dienste, zu denen Versicherte, die hauptsächlich im Unternehmen tätig sind, von dem Unternehmer oder dessen Beauftragten herangezogen werden.

Der versicherte *Arbeitsweg* im Sinne der RVO. beginnt bzw. endet an der Haustüre des Wohngebäudes (RVA. 29. 9. 38). Weg bedeutet das Sichhinbewegen zur Arbeitsstätte. Ein solcher Weg ist nicht ohne weiteres an allgemein benutzte oder gar öffentliche Straßen gebunden.

(RVA. 12. 8. 26.)

Ein Zusammenhang des Weges von der Arbeitsstätte mit der Beschäftigung im Betriebe besteht auch bei dem *Rückweg* von einer Tätigkeit, die in erster Linie den Interessen des Betriebes dient und für den Betrieb und im Rahmen der dienstlichen Tätigkeit ausgeübt wird. Daß für eine solche Tätigkeit ein ausdrücklicher Auftrag nicht erteilt ist, ist ohne Belang   (RVA. 14. 10. 37.)

Wegeunfall trotz längerer Unterbrechung des Weges wird anerkannt.   (OVA. Berlin, 19. 5. 38.)

Für die *Unterbrechung des Betriebswegs* gelten die gleichen Grundsätze, welche für die Unterbrechung der Betriebstätigkeit bei eigenwirtschaftlichen Handlungen in Betracht kommen. Eine Tätigkeit kann dem Betrieb nicht mehr zugerechnet werden, wenn dabei auf Entschluß und Verhalten des Verletzten nicht die Absicht den Betrieb zu fördern, sondern ausschließlich den besonderen betriebsfremden Zweck, nämlich die Absicht der Befriedigung persönlicher Interessen derart eingewirkt hat, daß die Beziehung dieser Tätigkeit zum Betrieb als unerheblich ausgeschieden werden muß.

(EuM. Bd. 16, S. 83.)

Ein *Unfall auf dem Wege* zur oder von einer von dem behandelnden Arzt angeordneten Röntgenuntersuchung steht nicht ohne weiteres mit dem Unfall gleich, zu dessen Klärung die Untersuchung angeordnet ist.

(Bay. LVA. 28. 2. 50.)

RVO. § 1502 Abs. 1.

Der Träger der Unfallversicherung kann jederzeit von der Krankenkasse Auskunft über die Behandlung und den Zustand des Verletzten verlangen.

RVO. § 1503 Satz 1 u. 2.

Die Krankenkasse hat jede mit Arbeitsunfähigkeit verbundene Krankheit eines gegen Unfall Versicherten dem Träger der Unfallversicherung unverzüglich anzuzeigen, sobald anzunehmen ist, daß die Krankheit Folge eines Betriebsunfalls ist. Bei Wiedererkrankung ist die Anzeige auch dann zu erstatten, wenn die Krankheit Arbeitsunfähigkeit nicht zur Folge hat.

Hat der Träger der Krankenversicherung den Unfallverletzten lediglich zur Feststellung der Arbeitsfähigkeit in das Krankenhaus eingewiesen, so handelt es sich nicht um die Gewährung einer Versicherungsleistung, sondern um einen *Akt der Beweisaufnahme*. Ein Anspruch auf Ersatz der durch die Krankenhauspflege erwachsenen Kosten steht dem Träger der Krankenversicherung der Berufsgenossenschaft gegenüber nicht zu. (RVA. 18. 8. 33.)

Gewährung der *Heilanstaltspflege* durch die Berufsgenossenschaften oder in deren Auftrag durch die Krankenkassen geht nicht über das hinaus, was die Krankenkassen auf Grund der Krankenversicherung zu leisten haben. (RVA. 16. 1. 36.)

Der Verletzte muß ein gewisses Maß von Gefahr und Schmerzen auf sich nehmen und *eine Operation dulden*, wenn durch sie nach dem Gutachten der Sachverständigen eine angemessene Aussicht auf Besserung der bestehenden Unfallfolgen besteht. (RVA. 4. 12. 35.)

Hierzu vgl. RVO. § 606.

RVO. § 1677 Abs. 1.

Über die Berufung entscheidet in Sachen der Unfallversicherung dasjenige Oberversicherungsamt, in dessen Bezirk der Versicherte zur Zeit der Einlegung der Berufung wohnt oder beschäftigt ist.

1. Die Entscheidung des Oberversicherungsamts im Spruchverfahren der Unfallversicherung und der Rentenversicherung ergeht in allen Fällen durch den Vorsitzenden der Kammer allein und zwar nach seinem Ermessen mit oder ohne mündliche Verhandlung. Findet eine mündliche Verhandlung nicht statt, so ist der Versicherte, sofern er nicht bereits gehört worden ist, auf seinen Antrag vor der Entcheidung zu hören.

2. Die Entscheidung ist, vorbehaltlich des § 3, endgültig.

(§ 2 der „Verordnung über die weitere Vereinfachung des Verfahrens in der Reichsversicherung usw." v. 26. 10. 1943.)

Literatur.

Liniger-Molineus, Der Unfallmann. 1949. — Der Rentenmann. 1949.

Rententabelle

(nach: Rostock, Unfallbegutachtung. Lpz. 1935)

Art der Unfallfolge:	Erwerbsbeschränkung in %
Totale Erblindung	100
Verlust eines Auges	25
Doppelseitiger Verlust des Gehörs	35—50
Einseitiger Verlust des Gehörs	10—15
Totalverlust der Nase	25
Leistenbruch ein- oder beidseitig	10
Verlust des Armes im Schultergelenk	re. 75
	li. $66^2/_3$
Verlust der ganzen Hand	re. 60
	li. 50
Verlust aller Finger	re. 60
	li. 50
Versteifung des Ellenbogengelenkes in Streckstellung	re. 50
	re. 50
	li. 40
Verlust des Daumens	re. 25
	li. 15

Art der Unfallfolge:	Erwerbsbeschränkung in %
Verlust des Zeigefingers	re. 10
	li. 0
Verlust eines der anderen Finger	re. 0
	li. 0
Verlust mehrerer Finger je nach Kombination und Wichtigkeit für die Greiffunktion	re. 20—50
	li. 15—45
Verlust beider Oberschenkel	100
Verlust beider Unterschenkel	80
Verlust eines Beines im Hüftgelenk	80
Verlust eines Beines in der Mitte des Oberschenkels	75
Verlust eines Beines dicht über dem Knie	$66^2/_3$
Verlust aller Zehen	15
Verlust einzelner Zehen	0
Versteifung eines Hüftgelenkes in ungünstiger Stellung	50
Versteifung eines Hüftgelenkes in günstiger Stellung	30
Versteifung des Knies in Streckstellung	$33^1/_3$
Versteifung des Knies in Beugestellung	40—60

Bestimmungen über die Unterstützungspflicht
der Krankenkassen und Unternehmer gegenüber
den Trägern der Unfallversicherung und
über die Ersatzleistungen zwischen Krankenkassen, Ersatzkassen und Trägern der Unfallversicherung (§§ 1504—1510) sowie im Falle des
§ 1543b RVO. Vom 19. Juli 1936.

(Auszugsweise)

§ 1. Den Trägern der Unfallversicherung soll es ermöglicht werden, die *berufsgenossenschaftliche Krankenbehandlung* so schleunig einzuleiten, daß schon der erste, meist für den weiteren Verlauf entscheidende ärztliche Eingriff (Einrichtung,

Amputation, Resektion usw.) durch den Facharzt (nötigenfalls in der Heilanstalt) erfolgt und nur im Notfall dem Nichtfacharzt, der die erste Hilfe leistet, überlassen bleibt. Es sollen alle Fälle, in denen die Berufsgenossenschaft ein im Sinne rascherer und vollständigerer Wiederherstellung der Erwerbsfähigkeit wirksameres Heilverfahren zu gewähren imstande ist, ermittelt und möglichst von Anfang an dem berufsgenossenschaftlichen Heilverfahren zugeleitet werden.

§ 4. Die Krankenkasse hat die Berufsgenossenschaft bei der Vorbereitung und Durchführung der berufsgenossenschaftlichen Krankenbehandlung zu unterstützen. Die Berufsgenossenschaft kann ihr auch einen allgemeinen Auftrag zur Durchführung der berufsgenossenschaftlichen Krankenbehandlung erteilen, und zwar für das
1. Durchgangsarztverfahren (§ 5),
2. Beratungsfacharztverfahren (§ 5a),
3. Augen- und Ohrenarztverfahren (§ 5b),
4. Verletzungsartenverfahren (§ 6).
Die verschiedenen Verfahren können auch nebeneinander angewendet werden.

§ 5. Durchgangsarztverfahren.
Auf Verlangen einer Berufsgenossenschaft hält die Krankenkasse sämtliche Unfallverletzte der Berufsgenossenschaft (auch die scheinbar geringfügig Verletzten) dazu an, sofort nach der Krankmeldung und möglichst noch vor der ersten Inanspruchnahme eines Kassenarztes einen von der Berufsgenossenschaft bezeichneten Facharzt (Durchgangsarzt) zu Rate zu ziehen. Ist ein Verletzter nicht in der Lage, den Durchgangsarzt aufzusuchen, so benachrichtigt die Krankenkasse diesen unverzüglich. Der Durchgangsarzt beurteilt, ob die Fürsorge der Krankenkasse ausreicht, oder ob besondere Heilmaßnahmen angezeigt sind. In letzterem Falle veranlaßt er, soweit er hierzu von der Berufsgenossenschaft ermächtigt ist, sofort die erforderlichen Maßnahmen.

Wird berufsgenossenschaftliche Krankenbehandlung eingeleitet, so erhält von deren Beginn die Krankenkasse durch die Berufsgenossenschaft oder den Durchgangsarzt unverzüglich Nachricht. Diese Nachricht steht der Anzeige nach § 559g Abs. 2 RVO. gleich.

Die Wiederherstellung der Arbeitsfähigkeit teilt die Berufsgenossenschaft gegebenenfalls der Krankenkasse unverzüglich
mit.

§ 5a. Beratungsfacharztverfahren.
Auf Verlangen einer Berufsgenossenschaft hält die Krankenkasse sämtliche Unfallverletzten, die sich nach Abschluß des
Heilverfahrens erneut krank melden (während desselben
Krankheitsfalles oder im Falle der Wiedererkrankung), dazu
an, sofort nach der erneuten Krankmeldung und möglichst
noch vor der Inanspruchnahme eines Kassenarztes einen von
der Berufsgenossenschaft bezeichneten Facharzt (Beratungsfacharzt) zu Rate zu ziehen. Dabei kann die Berufsgenossenschaft diejenigen Fälle ausnehmen, in denen der Kassenarzt
die Behandlungsbedürftigkeit und Arbeitsunfähigkeit des
Verletzten verneint. § 5 Abs. 1 Satz 2 und 3, Abs. 2 und 3
gilt entsprechend.

Auf Verlangen einer Berufsgenossenschaft hält die Krankenkasse sämtliche Unfallverletzten mit bestimmten, von der
Berufsgenossenschaft bezeichneten Verletzungsarten dazu an,
sofort nach Krankmeldung und möglichst noch vor der Inanspruchnahme eines Kassenarztes oder zu dem sich aus dem
Auftrage (§ 5c) ergebenden Zeitpunkt einen von der Berufsgenossenschaft bezeichneten Facharzt (Beratungsfacharzt) zu
Rate zu ziehen. Der Auftrag muß für alle sich beteiligenden
Berufsgenossenschaften einheitlich sein. § 5 Abs. 1 Satz 2
und 3, Abs. 2 und 3 gilt entsprechend.

§ 5b. Augen- und Ohrenarztverfahren.
Auf Verlangen einer Berufsgenossenschaft hält die Krankenkasse sämtliche Unfallverletzten der Berufsgenossenschaft mit
einer Augen- oder Ohrenverletzung dazu an, sofort nach der
Krankmeldung und möglichst noch vor der ersten Inanspruchnahme eines Kassenarztes den nächstwohnenden oder am
leichtesten erreichbaren Facharzt zu Rate zu ziehen. Dabei
kann die Berufsgenossenschaft diejenigen Fälle ausnehmen, in
denen sich durch die vom Kassenarzt geleistete Ersthilfe eine
weitere ärztliche Behandlung erübrigt. Der Facharzt beurteilt,
ob fachärztliche Behandlung angezeigt ist. Ist dies der Fall
und Behandlung in einer Heilanstalt erforderlich, so leitet er
diese im Auftrage der Berufsgenossenschaft sofort ein. Reicht

fachärztliche offene Behandlung aus, so veranlaßt er sie auf Rechnung der Berufsgenossenschaft, falls nicht schon die Krankenkasse in solchen Fällen fachärztliche Behandlung zu gewähren pflegt. § 5 Abs. 1 Satz 2, Abs. 2 und 3 gilt entsprechend.

§ 6. Verletzungsartenverfahren.

Die Berufsgenossenschaften, deren Mitglieder im Bezirk der Krankenkasse gegen Unfall versicherte Personen beschäftigen, können der Krankenkasse eine Erklärung darüber abgeben, bei welchen Verletzungsarten stets berufsgenossenschaftliche Krankenbehandlung stattfindet und ob deren Einleitung von einem bestimmten Lebensalter des Verletzten abhängig gemacht werden soll. Die Erklärung muß für alle sich beteiligenden Berufsgenossenschaften eine einheitliche sein.

Gleichzeitig mit dieser Erklärung werden der Krankenkasse die für die Behandlung von Unfallverletzten geeigneten Ärzte (Arzt) und Heilanstalten (Heilanstalt) bezeichnet.

Siehe hierzu die *Liste der Verletzungsarten*, welche für berufsgenossenschaftliche Krankenbehandlung in der Form von Heilanstaltspflege besonders in Frage kommen.

Im Falle einer berufsgenossenschaftlichen Heilbehandlung kommt eine *Nachuntersuchung durch den vertrauensärztlichen Dienst* nicht in Frage. (RVA. 24. 3. 38.)

Berufskrankheiten.

Dritte Verordnung über Ausdehnung der Unfallversicherung auf Berufskrankheiten.

Vom 16. Dezember 1936.

(In der geänderten Fassung vom 29. Jan. 1943.)

§ 1.

Berufskrankheiten im Sinne der Unfallversicherung sind die Krankheiten in Spalte II der Anlage, wenn sie durch berufliche Beschäftigung in einem in Spalte III der Anlage neben der Krankheit bezeichneten Betriebe verursacht sind.

§ 2.

Was die Verordnung für Betriebe vorschreibt, gilt entsprechend für Tätigkeiten und Einrichtungen, die unter die Unfallversicherung fallen.

§ 3.

(1) Bei Anwendung der Vorschriften über die Unfallversicherung auf Berufskrankheiten steht der Körperverletzung durch Unfall die Erkrankung an einer Berufskrankheit und der Tötung durch Unfall der Tod infolge einer Berufskrankheit gleich.

(2) ...

§ 4.

Bei Tropenkrankheiten, Fleckfieber und Skorbut (Nr. 25 der Anlage) wird den in Betrieben der Seeschiffahrt Versicherten Entschädigung auch dann gewährt, wenn sie sich die Krankheit zugezogen haben, während sie in eigener Sache an Land beurlaubt waren. Dies gilt nicht, wenn die Versicherten die Krankheit selbst verschuldet haben.

§ 5.

(1) Besteht für einen Versicherten bei einer Weiterbeschäftigung in dem Unternehmen die Gefahr, daß eine Berufskrankheit entstehen, wiederentstehen oder sich verschlimmern wird, so soll der Versicherungsträger

a) ihm nötigenfalls Krankenbehandlung gewähren,

b) ihn zur Unterlassung der gefährlichen Beschäftigung anhalten und ihm zum Ausgleich einer hierdurch verursachten Minderung seines Verdienstes oder sonstiger wirtschaftlicher Nachteile eine Übergangsrente bis zur Hälfte der Vollrente oder ein Übergangsgeld bis zur Höhe des Betrages der halben Jahresvollrente gewähren.

§ 7.

(1) Ein Arzt, der bei einem Versicherten eine Berufskrankheit oder Krankheitserscheinungen feststellt, die den begründeten Verdacht einer Berufskrankheit rechtfertigen, hat diese Feststellung dem Versicherungsträger oder dem Gewerbearzt unverzüglich anzuzeigen. Das Reichsversicherungsamt stellt das Muster für die Anzeige fest.

(3) Wenn ein Arzt die Anzeige gar nicht oder nicht rechtzeitig erstattet, so kann der Gewerbearzt oder der Versicherungsträger eine Bestrafung des Arztes bei der zuständigen Ärztekammer beantragen.

Anlage

Lfd. Nr.	Berufskrankheit	Unternehmen
I	II	III
1.	Erkrankungen durch Blei oder seine Verbindungen	Zu 1. bis 18.: Alle Unternehmen
2.	Erkrankungen durch Phosphor oder seine Verbindungen	
3.	Erkrankungen durch Quecksilber oder seine Verbindungen	
4.	Erkrankungen durch Arsen oder seine Verbindungen	Mit Ausnahme von Hauterkrankungen. Diese gelten als Berufskrankheit nur insoweit, als sie Erscheinungen einer durch Aufnahme der schädigenden Stoffe in den Körper bedingten Allgemeinerkrankung sind oder gemäß Nr. 15 entschädigt werden müssen
5.	Erkrankungen durch Mangan oder seine Verbindungen	
6.	Erkrankungen durch Benzol oder seine Homologen	
7.	Erkrankungen durch Nitro- und Amidoverbindungen des Benzols oder seiner Homologen und deren Abkömmlinge	
8.	Erkrankungen durch Halogen-Kohlenwasserstoffe	
8a.	Erkrankungen durch Salpetersäureester	
9.	Erkrankungen durch Schwefelkohlenstoff	
10.	Erkrankungen durch Schwefelwasserstoff	
11.	Erkrankungen durch Kohlenoxyd	
12.	Erkrankungen durch Röntgenstrahlen und radioaktive Stoffe	
13.	Erkrankungen an Hautkrebs oder zur Krebsbildung neigender Hautveränderungen durch Ruß, Paraffin, Teer, Anthrazen, Pech und ähnliche Stoffe	
14.	Erkrankungen an Krebs oder anderen Neubildungen, sowie Schleimhautveränderungen der Harnwege durch aromatische Amine	
15.	Schwere oder wiederholt rückfällige berufliche Hauterkrankungen, die zum Wechsel des Berufs oder zur Aufgabe jeder Erwerbsarbeit zwingen	

Lfd. Nr.	Berufskrankheit	Unternehmen
I	II	III
16.	Erkrankungen durch Erschütterung bei Arbeit mit Preßluftwerkzeugen und gleichartig wirkenden Werkzeugen und Maschinen sowie durch Arbeit an Anklopfmaschinen	
16a.	Erkrankungen durch Arbeit in Druckluft	
17.	a) Schwere Staublungenerkrankung (Silikose) b) Staublungenerkrankung (Silikose) in Verbindung mit aktiv-fortschreitender Lungentuberkulose	
18.	a) Schwere Asbeststaublungenerkrankung (Asbestose) b) Asbeststaublungenerkrankung (Asbestose) in Verbindung mit Lungenkrebs	
19.	Erkrankungen an Lungenkrebs	Unternehmen zur Herstellung von Alkalichromaten und ihrer Weiterverarbeitung zu Chromfarben
20.	Erkrankung der tieferen Luftwege und der Lunge durch Thomasschlackenmehl	Thomasschlackenmühlen, Düngemittelmischereien u. Betriebe, die Thomasschlackenmehl lagern u. befördern
20a.	Erkrankungen der tieferen Luftwege und der Lunge durch Aluminiumstaub	Alle Unternehmen
20b.	Erkrankungen der tieferen Luftwege und der Lunge bei Berylliumgewinnung	Unternehmen zur Gewinnung von Beryllium aus seinen Erzen oder Zwischenprodukten der Erzverarbeitung
21.	Schneeberger Lungenkrankheit	Betriebe des Erzbergbaues im Gebiete von Schneeberg (Sachsen)
22.	Durch Lärm verursachte Taubheit oder an Taubheit grenzende Schwerhörigkeit	Betriebe der Metallbearbeitung und -verarbeitung
23.	Grauer Star	Betriebe zur Herstellung, Bearbeitung und Verarbeitung von Glas; Eisenhütten, Metallschmelzereien
24.	Wurmkrankheit der Bergleute	Betriebe des Bergbaus
25.	Tropenkrankheiten, Fleckfieber, Skorbut	Alle Unternehmen
26.	Infektionskrankheiten	Krankenhäuser, Heil- und Pflegeanstalten, Entbindungsheime und sonstige Anstalten, die Personen zur Kur und Pflege aufnehmen, ferner Einrichtungen und Tätigkeiten in der öffent-

Lfd. Nr.	Berufskrankheit	Unternehmen
I	II	III
27.	Infektiöse Gelbsucht, Bangsche Krankheit, Milzbrand, Rotz und andere von Tieren auf Menschen übertragbare Krankheiten	lichen und freien Wohlfahrtspflege und im Gesundheitsdienste sowie Laboratorien für naturwissenschaftliche und medizinische Untersuchungen u. Versuche Tierhaltung und Tierpflege sowie Tätigkeiten, die durch Umgang oder Berührung mit Tieren, mit tierischen Teilen, Erzeugnissen und Abgängen zur Erkrankung Veranlassung geben

III. Invalidenversicherung.

4. Buch der RVO. §§ 1226—1500.

Träger der Invalidenversicherung: Die Versicherungsanstalten.

Versicherungsfall: Invalidität resp. Tod.

Leistungen: Invalidenrente (dauernd, vorübergehend oder Krankenrente), Hinterbliebenenrente, Heilverfahren.

RVO. § 1253.

Invalidenrente erhält der Versicherte, der

1. dauernd invalide ist, oder

2. vorübergehend invalide ist, wenn die Invalidität ununterbrochen sechsundzwanzig Wochen gedauert hat und nach Wegfall des Krankengeldes noch besteht, oder

3. das fünfundsechszigste Lebensjahr vollendet hat, wenn die Wartezeit erfüllt und die Anwartschaft erhalten ist.

Nach dem SVAG. § 3 Abs. 1 wird die Witwenrente einheitlich nach dem Tode des versicherten Ehemannes gewährt; die bisherigen einschränkenden Vorschriften des § 1256 Abs. 1 bis 3 und 5 der RVO. sind nicht mehr anzuwenden.

RVO. § 1254.

Als Invalide gilt der Versicherte, der infolge von Krankheit oder anderen Gebrechen oder Schwäche seiner körperlichen oder geistigen Kräfte nicht imstande ist, durch eine Tätigkeit, die seinen Kräften und Fähigkeiten entspricht und ihm unter billiger Berücksichtigung seiner Ausbildung und seines bisherigen Berufs zugemutet werden kann, ein Drittel dessen zu erwerben, was körperlich und geistig gesunde Personen derselben Art mit ähnlicher Ausbildung in derselben Gegend durch Arbeit zu verdienen pflegen.

Lt. Sozialversicherungs-Anpassungsgesetz (SVAG.) vom 27. Juni 1949, mit Wirkung vom 1. Juni 1949:

§ 2. Im § 1254 der RVO. werden die Worte „ein Drittel" durch „die Hälfte" ersetzt.

RVO. § 1310.

Die Versicherungsanstalt kann ein Heilverfahren einleiten, wenn zu erwarten ist, daß es

1. die infolge einer Erkrankung drohende Invalidität eines Versicherten oder einer Witwe abwendet,

2. den zum Bezug einer Invaliden-, Witwen- oder Witwerrente Berechtigten wieder erwerbsfähig macht.

Gesetz über die Verbesserung der Leistungen in der Rentenversicherung, vom 24. 7. 41:

§ 4. Abs. 1: Wer zum Bezug einer Rente aus der Invaliden- oder der Angestelltenversicherung berechtigt ist, wird für den Fall der Krankheit versichert *(Krankenversicherung für Rentner)*. Er erhält die Leistungen der Krankenversicherung nach den Vorschriften des 2. Buches der RVO.; Barleistungen werden jedoch nicht gewährt.

Abs. 2. Die Krankenversicherung der Rentner wird von der Allg. Ortskrankenkasse oder, wo eine solche nicht besteht, von der Landkrankenkasse des Wohnorts des Versicherten durchgeführt.

Ein *Anspruch auf Invalidenrente* wegen dauernder Invalidität ist nach § 1254 RVO. in der Fassung des § 2 SVAG. gemäß § 21 Abs. 4 SVAG. nur dann gegeben, wenn die Grenze der 50% Erwerbsminderung erst nach dem 31. März 1949 überschritten wird.

(LVA. Württbg.-Baden, 15. 3. 50.)

Der *Begriff der Invalidität* ist bei der dauernden wie bei der vorübergehenden Invalidität an sich der gleiche. (AN. 11, S. 580.) *Dauernde Invalidität* liegt vor, wenn aller Voraussicht nach eine Besserung des Zustandes des Invaliden nicht zu erwarten ist. (AN. 92, S. 140.) *Vorübergehende Invalidität* ist ein Zustand der Erwerbsunfähigkeit, der nach vernünftigem menschlichen Ermessen in absehbarer Zeit Aussicht auf Beseitigung oder wesentliche Besserung bietet. Eine nur unbestimmte Möglichkeit — z. B. durch eine langandauernde, zeitlich nicht zu übersehende Krankenhausbehandlung — die Erwerbsfähigkeit wieder herzustellen, genügt nicht zur Annahme vorübergehender Invalidität. (AN. 96, S. 358.)

Die Begriffe „Invalidität" im Sinne des § 1254 RVO. *und „Arbeitsunfähigkeit"* im Sinne des § 182 Nr. 2 RVO. decken sich nicht. Invaliden wird häufig ein Rest von Arbeitsfähigkeit verblieben sein, den sie wirtschaftlich verwerten können. Sie sind dann, wenn sie eine Erwerbstätigkeit ausüben, nicht mehr arbeitsunfähig. Deshalb steht ihnen auch, wenn sie, sei es als Versicherungspflichtige, sei es als freiwillige Kassenmitglieder, gegen Krankheit versichert sind, nach Eintritt eines neuen Unterstützungsfalles ein Anspruch auf die vollen Versicherungsleistungen nach § 182, also grundsätzlich auch auf das Krankengeld zu. Der Bezug der Invalidenrente schließt also den Anspruch auf Krankengeld nicht ohne weiteres aus.

(RVA. 12. 10. 15.)

Der Begriff der *Invalidität* ist nicht nur nach medizinischen, sondern auch nach wirtschaftlichen Gesichtspunkten zu beurteilen. Die Spruchbehörden der Versicherung sind an die ärztlichen Gutachten, wenn diese ihnen auch beachtliche Unterlagen für die *Urteilsfindung* bieten können, nicht ohne weiteres gebunden. Sie können von ihnen abweichen, wenn der sonstige Akteninhalt oder ihre eigene Sachkenntnis Bedenken an der Richtigkeit erweckt.   (RVA. 5. 1. 37.)

Die *ärztlichen Gutachten* haben den Zweck, daß mit Hilfe der ärztlichen Wissenschaft festgestellt wird, woran der Rentenbewerber leidet und inwiefern er durch seine Leiden an dem freien Gebrauche seiner körperlichen und geistigen Kräfte behindert wird. (AN. 80, S. 502.) Die Gutachten sollen die subjektiven Beschwerden, den objektiven Befund und die ärztliche Beurteilung scharf auseinanderhalten und besonders den objektiven Befund eingehend darlegen.
(EuM. 3, 165.)

Die *Invalidenrente ist dem zu versagen*, der sich selbst vorsätzlich invalide macht. Die durch Selbstmordversuch verursachte Invalidität begründet keinen Rechtsanspruch.   (RVA. 11. 12. 15.)

Nach § 1261 Abs. 1, Satz 1 hat keinen Anspruch auf Rente, wer sich vorsätzlich invalide macht.

Invalidität kann nur verneint werden, wenn der Versicherte auf einem erreichbaren Arbeitsfeld zumutbarer Tätigkeiten mit gesunden vergleichbaren Arbeitskräften wettbewerbsfähig im Rahmen der gesetzlichen Lohngrenze ist. Dabei kann es aber nicht auf die durch krisenhafte oder strukturell bedingte Zustände der Wirtschaft beeinflußbaren Erfolgsaussichten des Wettbewerbs ankommen.   (Rev. Sen. Bay. LVA. 20. 4. 50.)

Arbeitsunfähigkeit und Erwerbsunfähigkeit sind nicht identische Begriffe. *Jemand kann arbeitsfähig und doch invalide sein.* Ein Typhusbazillenausscheider, der völlig arbeitsfähig ist, kann invalide sein, wenn er wegen der großen Ansteckungsgefahr für seine Umgebung, beson-

ders seine Mitarbeiter, wie auch auf dem allgemeinen
Arbeitsmarkt, keine Verwendung finden kann. Dabei ist
der Urinausscheider gefährlicher als der Darmausscheider.
(RVA. 3. 12. 17.)

Bei einem Leiden, das sich abwechselnd bald bessert
bald verschlimmert (Unterschenkelgeschwüre), darf für
die *Frage der Invalidität* nicht lediglich ein bestimmter
einzelner Zeitpunkt zugrunde gelegt werden, vielmehr
ist der Einfluß des Leidens auf die Erwerbsfähigkeit in
seiner Gesamtheit zu betrachten.   (EuM. 5. 265.)

Offene Lungentuberkulose bedingt nicht schlechthin
Invalidität. Das Interesse der Volksgesundheit steht an
erster Stelle, was aber nicht dazu führen darf, schema-
tisch alle Offentuberkulösen für das allgemeine Arbeitsfeld als ungeeignet zu betrachten.   (RVA. 13. 12. 38.)

Geisteskrankheit macht nicht ohne weiteres invalide,
es sei denn, daß der Kranke vom gesamten Arbeits-
markt ausgeschlossen ist, insbesondere wenn dies der
Fall ist wegen der allgemein verbreiteten Scheu vor
Geisteskranken. (AN. 01, S. 431.) Keine Invalidität
bedingt die Unterbringung eines Geisteskranken aus
Gründen der öffentlichen Sicherheit in eine Irrenanstalt.
(RVA. 13. 12. 16.)

Der Verlust von Gliedmaßen bedingt keine Invalidität,
wenn durch Hilfsmittel oder passende Ersatzstücke
(künstliche Gliedmaßen) und durch Gewöhnung an deren
Gebrauch die Erreichung der Mindestverdienstgrenze
ermöglicht ist. (AN. 15, S. 414.) Verlust der Gebrauchs-
fähigkeit von Gliedmaßen macht nur dann invalide,
wenn infolge der Gebrechen der gesamte Arbeitsmarkt
dauernd verschlossen ist.   (AN. 09, S. 502.)
(OVA. Freiburg i. Br., 4. 8. 49.)

Körperliche Entstellung macht invalide, wenn sie völlig vom Arbeitsmarkt ausschließt, z. B. Stinknase.
(AN. 93, S. 95.)

Funktionelle Neurose bedingt keine Invalidität.
(OV. Zwickau, 28. 1. 36.)

Die bloße Altersschwäche kann eine Invaliditätsursache bilden (AN. 01, S. 189), nicht aber beginnende Altersschwäche. (EuM. 7, 252.)

Tätigkeit im eigenen Haushalt schließt unter Umständen die Annahme der Invalidität aus. Invalidität im Sinne des § 1254 ist nicht gleichbedeutend mit Berufsinvalidität. (Bay. LVA. 4. 5. 21.)

Eine Angestelltenrentnerin, die mit der ihr *verbliebenen Arbeitskraft* von 30% einen Haushalt führt, ist arbeitsunfähig im Sinne der Krankenversicherung, wenn sie diese Tätigkeit einer Krankheit wegen nicht mehr ausüben kann. (OVA. München, 25. 5. 49.)

Der *Invalidenrenten-Empfänger ist nicht schlechthin als berufsunfähig im Sinne des Angestelltenversicherungsgesetzes* anzusehen. Im Einzelfalle ist besondere Prüfung notwendig. (RVA. 4. 11. 24.) Auch kann die ärztliche Beurteilung des Grades der Erwerbsminderung im RV.-Verfahren nicht ohne weiteres für das Verfahren des AVG. übernommen werden, da die Prüfung des Begriffes der Berufsunfähigkeit i. S. d. AVG. nach anderen Gesichtspunkten zu erfolgen hat. (RVA. 26. 1. 26.)

RVO. § 1678 Abs. 1.
Über die Berufung entscheidet in Sachen der Invalidenversicherung das Oberversicherungsamt für den Bezirk desjenigen Versicherungsamts, welches zur Mitwirkung bei der Vorbereitung der Sache berufen war.
Vgl. hierzu: Zusatz zu RVO. § 1677 Abs. 1 (S. 88).

Praktische Richtlinien zur Bewertung der Erwerbsfähigkeit
in der Invalidenversicherung.

Von Dr. Hans Fleischer, Ob.Med.Rat bei der LVA.
Sachsen, Dresden.

(Auszug aus der Deutschen Invalidenversicherung 1934.
Nr. 6, S. 87/88)

Die Fähigkeit:	%	MdE = %
I. zu leichten Arbeiten nur im Sitzen und nur mit Unterbrechungen, entspricht einer Erwerbsfähigkeit von	10—30 (also invalide)	70—90
II. zu allen nur leichten Arbeiten im Sitzen anhaltend, also ohne Unterbrechung, entspricht einer Erwerbsfähigkeit von	40—50	50—60
III. zu allen Arbeiten, auch mittelschweren, im Sitzen ohne Unterbrechung, entspricht einer Erwerbsfähigkeit von . . . . (dabei ist aber Voraussetzung, daß der Versicherte fähig ist, ohne fremde Hilfe kurze Wegstrecken von und zur Arbeitsstätte zu gehen, oder bei Heimarbeitern das Arbeitsmaterial selbständig vom Arbeitgeber abzuholen und abzuliefern)	50	50
IV. zu allen Arbeiten im Sitzen anhaltend und im Stehen mit Unterbrechung, entspricht einer Erwerbsfähigkeit von	50—60	40—50
V. zu allen leichten Arbeiten im Sitzen und im Stehen ununterbrochen, entspricht einer Erwerbsfähigkeit von	60	40
VI. zu allen leichten bis mittelschweren Arbeiten im Sitzen und im Stehen ununterbrochen, entspricht einer Erwerbsfähigkeit von	60—80	20—40
VII. zu allen Arbeiten auf dem allgemeinen Arbeitsfeld ohne Unterbrechung, entspricht einer Erwerbsfähigkeit von	80—100	0—20

IV. Kriegsbeschädigten-Versorgung.

Die Versorgung der Kriegsbeschädigten im Bundesgebiet ist geregelt durch das

Gesetz über die Versorgung der Opfer des Krieges.
(Bundesversorgungsgesetz)
Vom 20. Dezember 1950
(mit Wirkung vom 1. Oktober 1950).

Nach dem BVG. erfolgt die Versorgung der Kriegsbeschädigten und deren Hinterbliebenen nicht mehr (wie bisher durch das KBLG.) in Anlehnung an die Bestimmungen der Unfallversicherung der RVO., sondern auf Grund eigenen materiellen und formalen Rechts, von welchen ersteres nach den Vorschriften der RVO. geregelt ist.

An Stelle der bisherigen KB.-Abteilungen treten die Versorgungsämter, an Stelle der KB.-Hauptabteilungen die Landesversorgungsämter.

Das Gesetz bestimmt (auszugsweise):

§ 1.

1. Wer durch eine militärische oder militärähnliche Dienstverrichtung oder durch einen Unfall während der Ausübung des militärischen oder militärähnlichen Dienstes oder durch die diesem Dienst eigentümlichen Verhältnisse eine gesundheitliche Schädigung erlitten hat, erhält wegen der gesundheitlichen und wirtschaftlichen Folgen der Schädigung auf Antrag Versorgung.

2. Einer Schädigung im Sinne des Absatz 1 stehen Schädigungen gleich, die herbeigeführt worden sind durch

a) eine unmittelbare Kriegseinwirkung,

b) eine Kriegsgefangenschaft

c) eine Internierung im Ausland oder in den nicht unter deutscher Verwaltung stehenden deutschen Gebieten wegen deutscher Staatsangehörigkeit oder deutscher Volkszugehörigkeit,

d) eine mit militärischem oder militärähnlichem Dienst oder mit den allgemeinen Auflösungserscheinungen zusammenhängende Straf- oder Zwangsmaßnahme, wenn die Maßnahme den Umständen nach als offensichtliches Unrecht anzusehen ist.

3. Zur Anerkennung einer Gesundheitsstörung als Folge einer Schädigung genügt die Wahrscheinlichkeit des ursächlichen Zusammenhanges.

Zu 3. Die *Wahrscheinlichkeit* braucht keine „an Gewißheit grenzende" zu sein.

Verlangt wird ein „*ursächlicher*" *Zusammenhang;* die bloße „Möglichkeit" eines solchen genügt nicht.

4. Eine vom Beschädigten absichtlich herbeigeführte Schädigung gilt nicht als Schädigung im Sinne des Abs. 1.

5. Ist der Beschädigte an den Folgen der Schädigung gestorben, so erhalten seine Hinterbliebenen auf Antrag Versorgung.

Bezüglich der Begriffe „militärischer" bzw. „militärähnlicher" Dienste vgl. §§ 2—4.

Über die Anmeldefrist vgl. § 56.

Zu Abs. 1:

Zur Versorgung berechtigt auch die *Verschlimmerung* eines schon bestehenden Leidens; die V. muß in geeigneter Weise nachgewiesen werden.

Bei der Beurteilung, ob KB. nur „*im Sinne der Verschlimmerung*" eines Vorkriegsleidens oder eines anlagemäßig bedingten Leidens vorliegt, ist davon auszugehen, ob es sich um den schicksalsmäßigen Verlauf des Leidens handelt, oder ob die besonderen Verhältnisse des militärischen oder militärähnlichen Dienstes nach § 1 beschleunigend oder verschlimmernd auf das Leiden eingewirkt haben. Als „*richtunggebend*" ist die Verschlimmerung anzusehen, wenn sie dem Leiden eine entscheidende Wendung gegeben hat.

§ 9.

Die Versorgung umfaßt:

1. Heilbehandlung, Krankengeld und Hausgeld (§§ 10 bis 24),

2. soziale Fürsorge, Arbeits- und Berufsförderung (§§ 25 bis 28),

3. Beschädigtenrente und Pflegezulage (§§ 29 bis 35),

4. Bestattungsgeld (§ 36) und Bezüge für das Sterbevierteljahr (§ 37),

5. Hinterbliebenenrente (§§ 38 bis 52),

6. Bestattungsgeld beim Tode von Hinterbliebenen (§ 53).

Ist ein Antrag auf Rente festgestellt, so wird wegen anerkannter Folgen der Schädigung Heilbehandlung gewährt, solange der Anspruch auf Rente besteht. (§ 10, Abs. 1.)

Schwerbeschädigte erhalten auch für Gesundheitsstörungen, die nicht Folge einer Schädigung sind, Heilbehandlung. Angehörige, die mit ihnen in häuslicher Gemeinschaft leben und von ihnen überwiegend unterhalten werden, erhalten ambulante ärztliche und zahnärztliche Behandlung, Arznei- und Verbandmittel, sowie Krankenhausbehandlung. Die Vorschriften von Satz 1 und 2 gelten nicht, wenn die Krankenbehandlung anderweitig sichergestellt ist oder sichergestellt werden kann. (§ 10, Abs. 5.)

§ 11.

1. **Die Heilbehandlung umfaßt ärztliche und zahnärztliche Behandlung, Versorgung mit Arznei und anderen Heilmitteln sowie die Ausstattung mit Körperersatzstücken, orthopädischen und anderen Hilfsmitteln, die erforderlich sind, um den Erfolg der Heilbehandlung zu sichern oder die Folgen der Schädigung zu erleichtern. Art und Umfang der den Beschädigten zu gewährenden Heilbehandlung decken sich mit den Leistungen, zu denen die Krankenkasse (§ 14 Abs. 2) ihren Mitgliedern gegenüber verpflichtet ist, soweit dieses Gesetz nichts anderes bestimmt.**

2. **An Stelle der im Abs. 1 vorgesehenen ärztlichen Behandlung, Versorgung mit Arznei und anderen Heilmitteln können Kur und Verpflegung in einer Heilanstalt (Heilanstaltspflege) oder, wenn andere Behandlungsverfahren keinen genügenden Erfolg haben oder in absehbarer Zeit erwarten lassen, Kur und Verpflegung in einem Badeort (Badekur) oder in einer Tuberkulose-Heilanstalt (Heilstättenbehandlung) gewährt werden.**

3. **Blinde erhalten einen Führhund.**

§ 14.

1. **Körperersatzstücke, orthopädische und andere Hilfsmittel, Führhunde für Blinde, Badekuren, Heilstättenbehandlungen sowie Heilanstaltspflege für tuberkulös Erkrankte werden von den zuständigen Verwaltungsbehörden gewährt.**

2. **Im übrigen wird die Heilbehandlung einschließlich der Heilanstaltspflege und der Hauspflege durch die Krankenkassen gewährt.**

Ist der Beschädigte Mitglied einer Krankenkasse der Reichsversicherung (Orts-, Land-, Betriebs-, Innungskrankenkasse, See-Krankenkasse, Knappschaft, Ersatzkasse), so liegt die

Durchführung der Heilbehandlung dieser Krankenkasse ob, auch wenn ihre Leistungspflicht nach Gesetz oder Satzung erschöpft ist.

Ist der Beschädigte nicht Mitglied einer der genannten Kassen, so wird die erforderliche Heilbehandlung von der Allgemeinen Ortskrankenkasse oder, wo eine solche nicht besteht, von der Landkrankenkasse seines Wohnorts durchgeführt.

Ist der Beschädigte berechtigtes Familienmitglied eines in der gesetzlichen Krankenversicherung Versicherten und nicht selbst Mitglied einer Krankenkasse der Reichsversicherung, so wird die Heilbehandlung von der Krankenkasse des Versicherten gewährt. Während der Heilbehandlung ist der Beschädigte der Krankenordnung und den Strafbestimmungen der Kasse unterworfen, auch wenn er nicht ihr Mitglied ist.

5. Die Heilbehandlung wird solange fortgesetzt, als sie eine Besserung des Gesundheitszustandes oder eine Steigerung der Erwerbsfähigkeit erwarten läßt oder Heilmaßnahmen zur Verhütung einer Verschlimmerung oder zur Behebung körperlicher Beschwerden erforderlich sind. Die für die Durchführung der Versorgung zuständige Verwaltungsbehörde ist berechtigt, bei Beschädigten, denen die Krankenkasse nur auf Grund dieses Gesetzes Heilbehandlung gewährt, Art, Umfang und Dauer der Heilbehandlung zu bestimmen. Ihre Entscheidung ist für die Krankenkasse bindend.

Nach § 17 Abs. 2 Satz 1 ist die *Höhe des Krankengeldes* so zu bemessen, als ob der Beschädigte Mitglied der Krankenkasse wäre. Krankengeld wird nur gewährt, wenn der Beschädigte infolge der Erkrankung in seinem zuletzt ausgeübten Beruf arbeitsunfähig ist und nur, soweit und solange das Einkommen, das er unmittelbar vor der Erkrankung bezogen hat, durch Krankheit gemindert ist.

Abs. 3. Neben Wartegeld, Ruhegehalt, ruhegehaltsähnlichen Bezügen oder neben Renten auf Grund der Sozialversicherungsgesetze wird Krankengeld nicht gewährt.

§ 29.

1. Der Beschädigte hat Anspruch auf eine Grundrente, solange seine Erwerbsfähigkeit infolge einer Schädigung um 25 v. H. oder mehr gemindert ist.

2. Beschädigte mit einer Minderung der Erwerbsfähigkeit (MdE) um 50 v. H. oder mehr (Schwerbeschädigte) wird außerdem eine Ausgleichsrente nach Maßgabe der §§ 32 bis 34 gewährt.

1. Die Minderung der Erwerbsfähigkeit ist nach der körperlichen Beeinträchtigung im allgemeinen Erwerbsleben zu beurteilen; der vor der Schädigung ausgeübte Beruf oder eine bereits begonnene oder nachweisbar angestrebte Berufsausbildung ist zu berücksichtigen. Für erhebliche äußere Körperschäden können Mindesthundertsätze festgesetzt werden.

2. Bei jugendlichen Beschädigten (§ 34) ist die Minderung der Erwerbsfähigkeit nach dem Grade zu bemessen, der sich bei Erwachsenen mit gleicher Gesundheitsstörung ergibt. (§ 30.)

§ 62 Abs. 1.

Die Versorgungsbezüge werden neu festgestellt, wenn in den Verhältnissen, die für die Feststellung maßgebend gewesen sind, eine wesentliche Änderung eintritt.

Abs. 2.

Die Grundrente eines Beschädigten darf nicht vor Ablauf von zwei Jahren nach Zustellung des Feststellungsbescheides gemindert oder entzogen werden. Sie kann schon früher neu festgestellt werden, wenn durch Heilbehandlung eine wesentliche und nachhaltige Steigerung der Erwerbsfähigkeit erreicht worden ist.

Wegen Ruhen des Rechts auf Versorgung vgl. §§ 64 u. 65.

§ 31 Abs. 3.

Wer in seiner Erwerbsfähigkeit um mehr als 90 v. H. beeinträchtigt ist, gilt als erwerbsunfähig.

§ 84 Abs. 3.

Hinsichtlich des Verwaltungs- und Spruchverfahrens verbleibt es bis zu einer anderweitigen Regelung bei den bisherigen Vorschriften.

Literatur.

Thannheiser u. Zech, Gesetz über die Versorgung der Opfer des Krieges (Bundesversorgungsgesetz). 1950.

Thannheiser u. Zech, Handbuch des Bundesversorgungsrechts. 1951.

Schieckel u. Aichberger, Kommentar zum Bundesversorgungsgesetz. 1951.

Bestimmungen und Richtlinien.

1. Bestimmungen über den vertrauensärztlichen Dienst in der Krankenversicherung.
(RuPrAM. 30. März 1936.)

I. Einrichtung und Durchführung des vertrauensärztlichen Dienstes.

1. Die Regelung des vertrauensärztlichen Dienstes ist eine Gemeinschaftsaufgabe der Krankenversicherung und steht der Landesversicherungsanstalt — Abteilung Krankenversicherung — zu. Der Ausschuß für Fragen der Krankenversicherung ist zu hören.

2. Die Abteilung Krankenversicherung besteht in Zukunft aus der bisherigen Abteilung für Krankenversicherung als Verwaltungsabteilung und der Abteilung für vertrauensärztlichen Dienst. Leiter des vertrauensärztlichen Dienstes ist ein Arzt, der im vertrauensärztlichen Dienst erfahren sein und die verwaltungsmäßige Eignung besitzen muß, den vertrauensärztlichen Dienst im Anstaltsbezirk einzurichten und seine Durchführung sicherzustellen. Dieser Arzt bearbeitet alle Fragen des vertrauensärztlichen Dienstes. Zu seinem Aufgabengebiet gehören ferner die sozialmedizinischen Fragen, die sich bei der Durchführung der übrigen Gemeinschaftsaufgaben ergeben.

Die Zusammenarbeit zwischen der Verwaltungsabteilung und dem vertrauensärztlichen Dienst ist durch Geschäftsanweisung näher zu regeln; dabei ist festzulegen, daß bei allen die Finanzgebarung betreffenden Angelegenheiten die Verwaltungsabteilung zu beteiligen ist.

3. Für die Einrichtung des vertrauensärztlichen Dienstes wird der Bezirk der Landesversicherungsanstalt in Unterbezirke eingeteilt. Es soll nach Möglichkeit für jeden unteren Verwaltungsbezirk eine vertrauensärztliche Dienststelle geschaffen werden; dabei ist eine räumlich enge Verbindung mit den Kassen und den Großbetrieben, für die eine Betriebskrankenkasse errichtet ist, anzustreben. Die Verteilung der vertrauensärztlichen Dienststellen muß so erfolgen, daß auch der Versicherte den Vertrauensarzt leicht erreichen kann.

4. Im allgemeinen wird es genügen, wenn auf etwa 25000 Versicherte ein hauptamtlicher Vertrauensarzt entfällt. Bei der Bestellung von nebenamtlichen Vertrauensärzten ist eine entsprechend geringere Versichertenzahl zugrunde zu legen. In jedem Bezirk soll, soweit dies nach der Zahl der Versicherten möglich erscheint, wenigstens ein hauptamtlicher Vertrauensarzt vorhanden sein.

Zu nebenamtlichen Vertrauensärzten können außer freiberuflich tätigen Ärzten auch beamtete oder bei Behörden oder öffentlich-rechtlichen Körperschaften angestellte Ärzte sowie Fabrikärzte herangezogen werden, sofern sie die Voraussetzungen erfüllen, die für die Tätigkeit als Vertrauensarzt festgesetzt sind; auch diese Ärzte unterstehen, soweit es sich um Durchführung des vertrauensärztlichen Dienstes handelt, ausschließlich den hierfür maßgebenden Stellen der Reichsversicherung.

In geeigneten Fällen können zur Ergänzung und Unterstützung des vertrauensärztlichen Dienstes von der Kassenärztlichen Vereinigung Deutschlands bezeichnete Ärzte (Fachärzte) herangezogen werden.

5. Den vertrauensärztlichen Dienststellen sind die erforderlichen diagnostischen Einrichtungen, und zwar vor allem Röntgeneinrichtungen, ein Laboratorium für Untersuchungen sowie Hilfspersonal in der erforderlichen Zahl zur Verfügung zu stellen. Dabei ist dafür zu

sorgen, daß vorhandene Einrichtungen nutzbringend verwertet und angemessen eingesetzt werden.

6. Sind in einer vertrauensärztlichen Dienststelle mehrere Vertrauensärzte tätig, so kann einer von ihnen zum leitenden Vertrauensarzt bestellt werden.

7. Bei der Einrichtung des neuen vertrauensärztlichen Dienstes sind die schon bisher im vertrauensärztlichen Dienst hauptamtlich tätigen Personen tunlichst unter den gleichen Bedingungen sowie die vorhandenen Einrichtungen zu übernehmen, es sei denn, daß wichtige Gründe entgegenstehen. Soll ein Vertrauensarzt nicht übernommen werden, so ist meine Entscheidung einzuholen. Bei der Übernahme von Einrichtungen ist durch Vereinbarung festzulegen, ob sie angekauft oder miet- oder pachtweise übernommen werden.

8. Bei der vertrauensärztlichen Dienststelle ist über jeden einzelnen Versicherten, sobald er vertrauensärztlich untersucht wird, eine Karte anzulegen. Diese Karte hat insbesondere zu enthalten das Untersuchungsergebnis sowie alle Angaben, die für die Beurteilung des Gesundheitszustandes des Versicherten von Bedeutung sein können. Sie muß den Hinweis enthalten, ob Röntgenaufnahmen vorhanden sind und wo dieselben aufbewahrt werden.

Verzieht der Versicherte aus dem Bereich einer vertrauensärztlichen Dienststelle, so hat die neue vertrauensärztliche Dienststelle die Karte von der bisher zuständigen Stelle einzufordern. Die frühere Stelle hat die Karte mit allen sonst etwa vorhandenen Unterlagen abzugeben. Dies gilt auch, wenn der Bezirk der Landesversicherungsanstalt wechselt. Es muß sichergestellt werden, daß die Karte während der ganzen Versicherungsdauer des Versicherten sorgfältig geführt und alle Eintragungen gesammelt jederzeit bei der für den jeweiligen Wohnsitz des Versicherten zuständigen vertrauensärztlichen Dienststelle greifbar sind. Soweit andere Versicherungsträger, Versorgungs- oder Gesundheitsbehörden für die Erfüllung ihrer Aufgaben Einsicht in die Unterlagen benötigen, ist dies zu gestatten.

II. Aufgaben des vertrauensärztlichen Dienstes.

1. Die im vertrauensärztlichen Dienste tätigen Ärzte beraten und unterstützen die Krankenkassen bei der Ermittlung und Feststellung der Voraussetzungen für die Leistungspflicht und den Leistungsumfang in den einzelnen Versicherungsfällen; insbesondere ist in den erforderlichen Fällen die Arbeitsunfähigkeit und die Verordnung von Versicherungsleistungen nachzuprüfen. Der Vertrauensarzt begutachtet, soweit erforderlich, die Einweisung in ein Krankenhaus, eine Kuranstalt oder ein Genesungsheim und den Verbleib über den Einweisungszeitraum hinaus. Im gleichen Umfange ist er vor der Gewährung von Sachleistungen über deren Notwendigkeit und Wirtschaftlichkeit zu hören.

Der Vertrauensarzt ist nicht berechtigt, in die Behandlung des Kassenarztes einzugreifen. Der behandelnde Arzt kann jedoch die Nachuntersuchung durch den Vertrauensarzt zum Zwecke der Prüfung und Förderung der Diagnose beantragen.

2. Der vertrauensärztliche Dienst wirkt ferner bei der fürsorgerischen Erfassung von Krankheitszuständen, insbesondere bei Volkskrankheiten, mit.

3. Dem vertrauensärztlichen Dienst obliegt schließlich die Beratung und Unterstützung der Krankenkassen und der Landesversicherungsanstalt, Abteilung Krankenversicherung, bei allen Angelegenheiten, die zur Aufgabe der Krankenversicherung auf dem Gebiete der Gesundheitsfürsorge gehören.

III. Rechte und Pflichten des Vertrauensarztes.

1. Der Vertrauensarzt ist Beamter oder Angestellter der Landesversicherungsanstalt; er steht somit in keinem

Vertragsverhältnis zur einzelnen Krankenkasse. Der Vertrauensarzt ist jedoch verpflichtet, die Krankenkasse bei der Durchführung ihrer gesetzlichen und satzungsmäßigen Aufgaben in jeder Weise zu unterstützen und zu beraten, soweit dies bei der besonderen Eigenart des vertrauensärztlichen Dienstes möglich, zweckmäßig und angemessen ist. Die enge Zusammenarbeit zwischen Vertrauensarzt und Krankenkasse ist durch eine Dienstanweisung zu regeln.

Die Krankenkasse hat dem Vertrauensarzt die notwendigen Unterlagen zugängig zu machen, die für ihn erforderlich sind, um die ihm obliegenden Aufgaben durchzuführen.

2. Der Vertrauensarzt ist berechtigt, die Versicherten zur vertrauensärztlichen Nachuntersuchung zu laden oder durch die Krankenkasse laden zu lassen. Wird den Anordnungen nicht Folge geleistet, so hat die Krankenkasse die entsprechenden Maßnahmen zu treffen.

3. Der Vertrauensarzt ist, soweit dies für die Durchführung seiner Aufgaben erforderlich ist, berechtigt, die Unterlagen für sein Gutachten sich auch in Krankenhäusern, Kuranstalten und Genesungsheimen zu verschaffen. Er kann zu diesem Zweck schriftliche oder mündliche Auskünfte der behandelnden Ärzte anfordern und eine Untersuchung des Kranken in der Anstalt im Beisein des behandelnden Arztes vornehmen. Die Untersuchung ist jedoch so durchzuführen, daß die Autorität des behandelnden Arztes darunter nicht leidet, und daß der Dienstbetrieb der Anstalt nicht mehr beeinträchtigt wird, als es der Zweck der Untersuchung unbedingt erfordert. Insbesondere ist dafür Sorge zu tragen, daß die Untersuchung nicht in Anwesenheit anderer Insassen stattfindet. Das Ergebnis der Untersuchung darf nicht in Gegenwart des Kranken mit dem behandelnden Arzt erörtert werden.

4. Die Kosten des vertrauensärztlichen Dienstes trägt die Landesversicherungsanstalt, Abteilung Krankenversicherung. Sie legt diese Kosten auf die einzelnen Krankenkassen nach deren Mitgliederzahl oder nach Untersuchungsfällen um; eine Verbindung beider Umlagearten ist zulässig. Die Landesversicherungsanstalt ist zur Behebung von Kostenvorschüssen berechtigt.

5. Das Reichsversicherungsamt erläßt im Benehmen mit dem Reichsführer der Kassenärztlichen Vereinigung Deutschlands Vorschriften über Anstellung, Besoldung und Dienstverhältnisse der Vertrauensärzte.

6. Die Auswahl aller Vertrauensärzte erfolgt im Benehmen mit dem Reichsführer der Kassenärztlichen Vereinigung Deutschlands. Vor der Auswahl des Leiters des vertrauensärztlichen Dienstes ist die Gemeinschaftsstelle der Landesversicherungsanstalten zu hören; vor der Auswahl des einzelnen Vertrauensarztes sind die Kassen zu hören, für die der Vertrauensarzt tätig werden soll.

IV. Mitwirkung der Gemeinschaftsstelle der Landesversicherungsanstalten[1].

1. Die Gemeinschaftsstelle der Landesversicherungsanstalten berät den Reichs- und preußischen Arbeitsminister, das Reichsversicherungsamt sowie die Landesversicherungsanstalten in den den vertrauensärztlichen Dienst betreffenden Fragen, insbesondere bei der Aufstellung von Richtlinien für die Tätigkeit der Vertauensärzte und die Ausrüstung der vertrauensärztlichen Dienststellen.

2. Die Gemeinschaftsstelle unterstützt die Landesversicherungsanstalten durch Beratung und Vermittlung beim Austausch von Vertrauensärzten und Ein-

---

[1] Vgl. hiezu: Anm. S. 1.

richtungsgegenständen für vertrauensärztliche Dienststellen.

3. Der Gemeinschaftsstelle obliegt die Schulung und Fortbildung der Vertrauensärzte.

4. Die Gemeinschaftsstelle übernimmt die Gesamtauswertung der Ergebnisse des vertrauensärztlichen Dienstes. Der Reichsarbeitsminister behält sich vor, Richtlinien hierfür aufzustellen oder die Aufstellung von Richtlinien dem Reichsversicherungsamt zu übertragen.

V. Diese Bestimmungen treten am 1. April 1936 in Kraft.

2. Bestimmungen über Anstellung, Besoldung und Dienstverhältnisse der Vertrauensärzte.

Vom 15. Juli 1936

(mit den Änderungen vom 29. Dezember 1938, mit Wirkung vom 1. Januar 1939).

Auf Grund des § 369b Abs. 4 RVO. erläßt das Reichsversicherungsamt die nachstehenden Bestimmungen:

A. Allgemeines.

§ 1. Vertrauensärzte im Sinne dieser Bestimmungen sind Ärzte, denen es gemäß § 369b Abs. 1 RVO. obliegt, die Arbeitsunfähigkeit und Verordnung von Versicherungsleistungen nachzuprüfen. Sie haben ferner die Träger der Krankenversicherung bei der Durchführung ihrer gesetzlichen und satzungsmäßigen Aufgaben, namentlich auch bei der besonderen und allgemeinen Krankheitsverhütung, zu unterstützen und zu beraten und auf ein reibungsloses verwaltungsmäßiges Zusammenarbeiten mit den Krankenkassen Bedacht zu nehmen.

Soweit die Vertrauensärzte Leiter des vertrauensärztlichen Dienstes sind, bearbeiten sie als solche alle

Fragen des vertrauensärztlichen Dienstes. Zu dem Aufgabengebiet des Leiters des vertrauensärztlichen Dienstes gehören ferner die sozialmedizinischen Fragen, die
sich bei der Durchführung der übrigen Gemeinschaftsaufgaben ergeben.

Die Leiter des vertrauensärztlichen Dienstes können
auch selbst eine vertrauensärztliche Tätigkeit ausüben.

§ 2. Die Vertrauensärzte werden, wenn die vertrauensärztliche Tätigkeit grundsätzlich ihre Arbeitskraft voll in Anspruch nehmen soll, nach Maßgabe des
Abschnitts B (hauptamtliche Vertrauensärzte) im übrigen
nach Maßgabe des Abschnitts C (nebenamtliche Vertrauensärzte) bestellt.

Die Leiter des vertrauensärztlichen Dienstes und die
Obervertrauensärzte werden grundsätzlich hauptamtlich bestellt. Ausnahmen bedürfen der Genehmigung
des Reichsversicherungsamtes.

§ 3. Der Leiter[1] der Landesversicherungsanstalt bestellt den Vertrauensarzt, und zwar haupt- und nebenamtlich (§ 2). Die Auswahl aller Vertrauensärzte erfolgt
im Benehmen mit dem Reichsführer der Kassenärztlichen Vereinigung Deutschlands. Vor der Auswahl des
Leiters des vertrauensärztlichen Dienstes sind die Gemeinschaftsstelle der Landesversicherungsanstalten sowie
der Ausschuß für Fragen der Krankenversicherung zu
hören. Vor der Auswahl der einzelnen Vertrauensärzte
sind die zuständigen Landesgeschäftsstellen der Reichsverbände der Krankenkasse zu hören.

§ 4. Auf Vertrauensärzte, deren Anstellung lediglich auf Dienstvertrag erfolgt, findet § 25 des Deutschen
Beamtengesetzes vom 26. Januar 1937 (Reichsgesetzbl. I
S. 39) entsprechende Anwendung.

---

[1] Jetzt: Vorstand.

§ 5. Zum Vertrauensarzt darf nur ein im Deutschen Reich approbierter Arzt bestellt werden, der die deutsche Reichsangehörigkeit besitzt.

§ 6. Der Vertrauensarzt soll eine mehrjährige ärztliche Tätigkeit nachweisen, die ihn für eine Vertrauensarztstelle als besonders geeignet erscheinen läßt. Hierzu gehört eine klinische ärztliche Tätigkeit von angemessener Dauer oder eine längere kassenärztliche Tätigkeit. Diesen Erfordernissen steht eine längere Beschäftigung als Vertrauensarzt in der Krankenversicherung gleich. In besonderen Fällen kann von diesen Erfordernissen abgesehen werden, namentlich, wenn eine längere Tätigkeit als beamteter Arzt nachgewiesen wird.

Der Leiter des vertrauensärztlichen Dienstes soll im vertrauensärztlichen Dienst der Krankenversicherung erfahren sein, auch soll er die notwendige verwaltungsmäßige Eignung besitzen, die er zur Durchführung seiner organisatorischen Aufgaben benötigt.

B. Hauptamtliche Vertrauensärzte.

§ 7. Die Vertrauensärzte sind grundsätzlich Anstaltsbeamte, für deren Dienstverhältnis die Vorschriften für Reichsbeamte gelten.

Die Vertrauensärzte führen, soweit sie Leiter des vertrauensärztlichen Dienstes sind, die Amtsbezeichnung Landesvertrauensarzt, soweit sie leitende Ärzte von vertrauensärztlichen Dienststellen sind, die Bezeichnung Obervertrauensarzt, im übrigen die Amtsbezeichnung Vertrauensarzt.

§ 8. Dem Vertrauensarzt ist, abgesehen von wissenschaftlicher und literarischer Tätigkeit, jede persönliche Nebenbeschäftigung gegen Entgelt untersagt.

§ 9. Die Vertrauensärzte gehören unter entsprechender Anwendung der Vorschriften der Reichsbesoldungsordnung in die Besoldungsgruppe A 2a. Leiter des vertrauensärztlichen Dienstes sowie auch leitende Ärzte von vertrauensärztlichen Dienststellen sind in der Regel in die Besoldungsgruppe A 1b einzustufen. Abweichungen hiervon, insbesondere Einstufungen nach A 1a, die bei großen Anstalten in Betracht kommen, bedürfen der Genehmigung des Reichsversicherungsamtes.

§ 10. Auf das Besoldungsdienstalter werden Tätigkeiten der im § 6 Abs. 1 bezeichneten Art angerechnet, soweit ihre Dauer fünf Jahre übersteigt, und zwar bis zur Höchstdauer von vier Jahren. Besteht ein dringendes dienstliches Bedürfnis für die Gewinnung eines Vertrauensarztes, so kann mit Genehmigung des Reichsversicherungsamtes darüber hinausgegangen werden.

§ 11. Ist weggefallen.

§ 12. Der Vertrauensarzt hat seine vertrauensärztlichen Gutachten lediglich nach pflichtgemäßem Ermessen und nach seiner ärztlichen Überzeugung zu erstatten.

§ 13. Der Leiter[1] der Landesversicherungsanstalt erläßt nach Anhörung des Ausschusses für Fragen der Krankenversicherung eine Dienstanweisung für die Vertrauensärzte. Jedem Vertrauensarzt ist eine Dienstanweisung auszuhändigen.

C. Nebenamtliche Vertrauensärzte.

§ 14. Als nebenamtliche Vertrauensärzte können außer freiberuflichen Ärzten auch beamtete oder bei Behörden oder öffentlich-rechtlichen Körperschaften angestellte Ärzte sowie Fabrikärzte und ähnliche Ärzte bestellt werden. Sie müssen die für die hauptamtlichen Vertrauensärzte vorgesehenen Vorbedingungen (§ 6) erfüllen.

---

[1] Jetzt: Vorstand.

§ 15. Der Leiter[1] der Landesversicherungsanstalt hat mit dem Arzt einen schriftlichen Vertrag über die Anstellung als Vertrauensarzt zu schließen. In dem Vertrage sind die gegenseitigen Pflichten und Rechte festzulegen.

Der Vertrauensarzt erhält eine Ausfertigung des Vertrages und etwaige Anlagen.

§ 16. In dem Vertrag sind die Dienstobliegenheiten des Vertrauensarztes genau zu bezeichnen. § 13 gilt entsprechend. In der Dienstanweisung ist auf die Wahrung des Dienstgeheimnisses besonders hinzuweisen.

§ 17. Die Vergütung erfolgt entweder nach Einzelleistungen oder nach einem festen Satz, welcher der im Vertrage zu bestimmenden regelmäßigen Dienstleistung entspricht, und im angemessenen Verhältnis zu der Bezahlung der hauptamtlichen Vertrauensärzte steht. Zugleich ist im Falle der Bezahlung nach einem festen Satz vertraglich festzulegen, ob und bis zu welcher Dauer der Vertrauensarzt in Krankheitsfällen oder in Fällen sonstiger Behinderung oder Abwesenheit einen Anspruch auf Weiterzahlung seiner Bezüge hat.

§ 18. Die Entschädigung bei Dienstreisen außerhalb des Wohnsitzes erfolgt nach den für Reichsbeamte geltenden Grundsätzen.

§ 19. Die Vorschrift des § 12 gilt entsprechend.

§ 20. Im übrigen kann das Dienstverhältnis von jedem Teile mit dreimonatiger Frist, jedoch nur zum Schluß eines Kalendervierteljahres gekündigt werden. Enthält der Vertrag besondere Vorschriften über die Kündigung, so müssen sie beide Teile in gleicher Weise berechtigen und verpflichten.

Die fristlose Kündigung steht beiden Teilen zu, wenn ein wichtiger Grund vorliegt.

---

[1] Jetzt: Vorstand.

§ 21. Dem nebenamtlichen Vertrauensarzt steht es frei, sonstige ärztliche Tätigkeiten auszuüben, Kassenpraxis für die Kasse, für die er als Vertrauensarzt tätig ist, grundsätzlich jedoch nur, wenn es sich um einen Facharzt handelt. Die etwa erforderliche Nachprüfung dieser kassenärztlichen Tätigkeit durch einen anderen Vertrauensarzt muß gewährleistet sein. Ausnahmen von der Beschränkung des Satz 1 bedürfen nach Einvernehmen mit der örtlichen Dienststelle der Kassenärztlichen Vereinigung Deutschlands im Einzelfalle der Genehmigung des Reichsversicherungsamts.

D. Vorübergehende Bestellung.

§ 22. In Fällen besonderen Bedarfs können im Einverständnis mit dem Amtsleiter der zuständigen Landesstelle der Kassenärztlichen Vereinigung Deutschlands ausnahmsweise nebenamtliche Vertrauensärzte lediglich für vorübergehende Zeit bestellt werden.

Auf das Dienstverhältnis der gemäß Abs. 1 bestellten Vertrauensärzte finden die §§ 12, 13 und § 16 Satz 3 Anwendung. Im übrigen unterliegt seine Regelung der freien Vereinbarung.

E. Übergangs- und Schlußvorschriften.

§ 23. Bei der Einrichtung des neuen vertrauensärztlichen Dienstes sind die schon bisher im vertrauensärztlichen Dienst hauptamtlich tätigen Vertrauensärzte tunlichst unter den gleichen Bedingungen zu übernehmen, es sei denn, daß wichtige Gründe entgegenstehen. Soweit sie in das Beamtenverhältnis übernommen werden, gilt § 8. Sie müssen sich eine Versetzung in eine andere gleichartige Stelle unter tunlichst gleichen Bedingungen gefallen lassen. Irgendwelche Rechte aus der Tatsache, daß an Stelle der Kasse der Leiter[1] der Landesversicherungsanstalt als Vertragsteil tritt, können nicht hergeleitet werden.

---

[1] Jetzt: Vorstand.

Soweit nach Abs. 1 Satz 1 übernommene hauptamtliche Vertrauensärzte nicht Beamte werden, können sie ausnahmsweise im Angestelltenverhältnis bleiben. Sie bleiben darin, wenn mit Rücksicht auf ihr Lebensalter oder aus sonstigen Erwägungen die Überleitung in das Beamtenverhältnis untunlich erscheint.

Soweit für Vertrauensärzte bisher von ihren Kassen eine Versorgung durch Pensions- oder Versicherungseinrichtungen vorgesehen war, sind die Leiter[1] der Landesversicherungsanstalten berechtigt, in solche Versorgungseinrichtungen an Stelle der Krankenkasse einzutreten.

§ 24. Mit Genehmigung des Reichsversicherungsamtes kann ausnahmsweise ein Vertrauensarzt hauptamtlich auf Dienstvertrag neu angestellt werden. Die Zubilligung von Ruhegehalt sowie Hinterbliebenenbezügen ist dann ausgeschlossen. Die Vorschriften der §§ 15, 16 sowie 17 Satz 3 und § 20 gelten entsprechend.

§ 25. Diese Bestimmungen treten am 15. Juli 1936 in Kraft.

3. Dienstanweisung für den vertrauensärztlichen Dienst in der Krankenversicherung.

(Vgl. Abschnitt III Nr. 1 der Bestimmungen des RAM. vom 30. März 1936.)

Aufgestellt von der Gemeinschaftsstelle der Landesversicherungsanstalten, 1939.

I. Allgemein.

Der Vertrauensarzt ist der ärztliche und sozialmedizinische Berater der Krankenkassen bei Durchführung der Krankenversicherung.

Der Zweck des vertrauensärztlichen Dienstes besteht darin, die Interessen des einzelnen Versicherten mit denen

---

[1] Jetzt: Vorstand.

der Gesamtheit der Versicherten — also der Krankenkasse — in Einklang zu bringen. Dabei ist der Vertrauensarzt den einzelnen hilfsbedürftigen Versicherten
ein fürsorgeärztlicher Berater, verhindert aber eine un-
berechtigte Inanspruchnahme oder Fehlleitung von
Kassenmitteln. Durch frühzeitige Erfassung der Volkskrankheiten werden diese einer zweckmäßigen und um-
fassenden Behandlung zugeführt, und es wird dadurch
verhindert, daß ideelle und materielle Werte dem Volks-
genossen verloren gehen. Dies soll auch erreicht werden
durch Veranlassung von Maßnahmen gesundheitsfür-
sorgerischer Art, auch bei der Förderung der Sozialhygiene.

II. Die notwendige Zusammenarbeit zwischen dem vertrauensärztlichen Dienst und den Krankenkassen.

Die Erreichung dieses Zieles setzt zunächst die engste
Zusammenarbeit zwischen Vertrauensarzt und Krankenkasse voraus. Der Vertrauensarzt steht zwar in keinem
Vertragsverhältnis zur Krankenkasse und es besteht daher keinerlei Vorgesetztenverhältnis zwischen dem Leiter
der Kasse und dem Vertrauensarzt oder umgekehrt. Es
ist aber Pflicht des Vertrauensarztes und des Leiters der
Krankenkasse, in kameradschaftlicher Weise so eng und
vertrauensvoll zusammenzuarbeiten, wie es für die best-
mögliche Durchführung der gemeinsamen Aufgaben im
Interesse der Krankenkasse und ihrer Versicherten erforderlich ist.

Der Vertrauensarzt und der Leiter der Krankenkasse
haben daher ständig, und zwar möglichst in mündlicher
Aussprache, sich wechselseitig über alle von ihnen beob-
achteten Vorgänge, die die Verhältnisse der Krankenkasse
berühren, zu unterrichten und hiernach die Maßnahmen
festzulegen, die beiderseitig durchzuführen sind. Hier ist
dafür Sorge zu tragen, daß die bei der Krankenkasse und

bei der vertrauensärztlichen Dienststelle beschäftigten Bediensteten keine widersprechenden Anordnungen erhalten.

Es ist weiterhin erforderlich, daß der Leiter der Krankenkasse, wenn er von dem Gutachten oder von Vorschlägen des Vertrauensarztes im Einzelfall aus besonderen Gründen abweichen will, den Vertrauensarzt und zwar möglichst in persönlicher Aussprache, entsprechend verständigt.

III. Die Aufgaben des Vertrauensarztes im allgemeinen.

Der Vertrauensarzt als Hüter der Volksgesundheit hat seine ganze Arbeitskraft für den vertrauensärztlichen Dienst einzusetzen. Seine Arbeitszeit regelt sich daher, sofern er nicht nur nebenamtlich beschäftigt ist, nach den gleichen Grundsätzen, die für Reichsbeamte gelten. Von der Arbeitszeit sollen höchstens 6 (Sonnabends nicht mehr als 5) Stunden auf die eigentliche Untersuchungstätigkeit entfallen.

Der Vertrauensarzt hat seine vertrauensärztlichen Gutachten lediglich nach pflichtmäßigem Ermessen und nach seiner ärztlichen Überzeugung zu erstatten. Er hat hierbei die jeweiligen gesetzlichen Bestimmungen sowie die Vorschriften der Satzung und der Krankenordnung sowie der vertraglichen Abmachung der Krankenkasse mit den Heilberufen zu berücksichtigen. Er ist insbesondere zu beachten verpflichtet, die Vorschrift des § 182 Abs. 2 RVO., die Richtlinien für die Nachprüfung der kassenärztlichen Bescheinigungen und Verordnungen vom 21. Mai 1931 — RABl. IV 272 —, die Richtlinien für die Verordnung von Krankenhauspflege vom 22. Juni 1932 — RABl. IV 377 —, die Richtlinien für die Anwendung elektrophysikalischer Heilmethoden vom 26. April 1932 — RABl. IV 235 —, die Richtlinien für die wirtschaftliche Verordnung von Heilmitteln vom 24. Februar 1933 — RABl. IV 100 — und die Bestimmungen für wirtschaftliche Arzneiverordnung in der Krankenversicherung vom 24. August 1935 — RABl. IV 269 —.

Er hat ferner in jedem Fall zu prüfen, ob nicht die Einleitung eines Heilverfahrens durch einen anderen Versicherungsträger oder eine sonstige Stelle in Frage kommt und ob das bereits in Behandlung befindliche oder ein neu festgestelltes Leiden auf einen Betriebsunfall, eine Berufskrankheit, eine Kriegsdienstbeschädigung, eine Schädigung durch einen Dritten oder ähnliches zurückzuführen ist, so daß ein anderer Träger der Sozialversicherung für die Durchführung des Heilverfahrens oder ein Dritter für einen Ersatz der Aufwendungen der Krankenkasse in Frage kommen kann.

Über alle Nachuntersuchungen hat der Vertrauensarzt ein schriftliches Gutachten, das die Klagen des Kranken, den Untersuchungsbefund und das Urteil des Vertrauensarztes sowie etwaige Vorschläge für die Behandlung enthalten muß, in dreifacher Ausfertigung (davon je einen Durchschlag für die Krankenkasse, den behandelnden Arzt und für die Untersuchungskarte) anzufertigen. Der für die Kasse bestimmte Durchschlag ist dieser jeweils unverzüglich zu übermitteln.

Für die Benachrichtigung des behandelnden Arztes gilt die Bestimmung in Abschnitt IV Nr. 1 Abs. 9.

Für die Anfertigung des Gutachtens ist ein Vordruck nach dem Muster zu verwenden, wie es in den Bestimmungen des Reichsversicherungsamts über die Führung der vertrauensärztlichen Untersuchungskarte vom 6. Juli 1937 — II⁵ 2221a 18/37 — 70 — in Abschnitt IV vorgeschrieben ist. Die Krankenkassen haben dem Vertrauensarzt die Angaben, die zur Ausfüllung der Ziffer I des Vordrucks notwendig sind, rechtzeitig vor der Nachuntersuchung zu übermitteln.

Der Vertrauensarzt hat über alle Angelegenheiten, die ihm in seiner Eigenschaft als Vertrauensarzt bekannt werden und deren Geheimhaltung ihrer Natur nach geboten ist, Verschwiegenheit zu bewahren. Diese Verpflichtung gilt auch für die Zeit nach einer etwaigen Lösung des Vertragsverhältnisses.

Die Verpflichtung zur Dienstverschwiegenheit gilt nicht gegenüber den Versicherungsträgern, sowie den Versicherungs-, Versorgungs-, Gesundheits- und Fürsorgebehörden. Der Vertrauensarzt ist vielmehr, insbesondere den Krankenkassen gegenüber, verpflichtet, über seine ärztlichen Wahrnehmungen, soweit dieselben für die Erfüllung der den Versicherungsträgern, sowie den Versicherungs-, Versorgungs-, Gesundheits- und Fürsorgebehörden obliegenden Aufgaben von Bedeutung sind, die erforderliche Auskunft zu erteilen.

IV. Die Aufgaben des Vertrauensarztes im einzelnen.

Die Aufgaben des Vertrauensarztes im einzelnen sind insbesondere folgende:

1. Nachuntersuchung der Arbeitsunfähigen.

Der Vertrauensarzt führt in den erforderlichen Fällen die Nachuntersuchung der arbeitsunfähigen Kranken durch und entscheidet dabei über Art und Umfang der Nachuntersuchungen, insbesondere über die notwendigen technischen Untersuchungen (Röntgenuntersuchungen, Laboratoriumsuntersuchungen) sowie über die notwendige fachärztliche Untersuchung. Er schlägt ferner die Fälle vor, in welchen eine stationäre Beobachtung des Kranken erfolgen soll.

Die Auswahl der Nachzuuntersuchenden erfolgt in der Regel durch den Vertrauensarzt auf Grund der bei der Krankenkasse erfolgten Krankmeldungen, die dem Vertrauensarzt laufend vorzulegen sind. Die Vorladung der Versicherten geschieht nach den Angaben des Vertrauensarztes durch die Krankenkasse. Die

Krankenkasse kann nach vorheriger Verständigung mit dem Vertrauensarzt selbst die Nachuntersuchung veranlassen. In dringenden Fällen hat diese während der Dienststunden des Vertrauensarztes zu erfolgen.

Bei Nachuntersuchungen gemäß §§ 116, 219 ff. RVO. hat der Vertrauensarzt die Vorladung des Versicherten vorzunehmen, wenn diese durch die Krankenkasse nicht bereits erfolgt ist. Weitere, im Verlauf der Krankheit notwendige Nachuntersuchungen veranlaßt in diesen Fällen ebenfalls der Vertrauensarzt.

Die Krankenkasse hat in der Regel vor der Durchführung einer Nachuntersuchung jeweils einen Krankheitsbericht des behandelnden Arztes einzuholen. Dem Arzt ist hierfür eine angemessene Frist zu setzen. In dringlichen Fällen genügt eine vorherige fernmündliche Anfrage durch den Vertrauensarzt. Die Krankenkasse hat den Krankheitsbericht und alle übrigen notwendigen Unterlagen, frühere Gutachten, Röntgenbefunde usw. dem Vertrauensarzt zum Zeitpunkt der Nachuntersuchung rechtzeitig zu übersenden.

Die Nachuntersuchung hat in der Regel in den Diensträumen des Vertrauensarztes stattzufinden. In den erforderlichen Fällen ist die Nachuntersuchung auch in der Wohnung des Versicherten zulässig. Von dem Termin einer solchen Nachuntersuchung ist der behandelnde Arzt, von dringlichen Fällen abgesehen, durch den Vertrauensarzt vorher zu benachrichtigen und zur Teilnahme an der Nachuntersuchung einzuladen. Die Dringlichkeit ist auf Anfordern zu begründen. Von der Benachrichtigung des behandelnden Arztes kann bei besonderen Verhältnissen im Einvernehmen des Vertrauensarztes mit dem für den behandelnden Arzt zuständigen Amtsleiter der Kassenärztlichen Vereinigung Deutschlands abgesehen werden.

Versicherte, die der Vorladung keine Folge leisten, hat der Vertrauensarzt der Krankenkasse unverzüglich zur Kenntnis zu bringen und dabei anzugeben, ob eine Entschuldigung vorliegt.

Hält der Vertrauensarzt den Nachuntersuchten für arbeitsfähig, so hat er auch auf dem Auszahlungsschein für Krankengeld den genauen Zeitpunkt zu vermerken, von dem ab der Versicherte als arbeitsfähig anzusehen ist. Ist der Nachuntersuchte weiterhin arbeitsunfähig, so ist in dem vertrauensärztlichen Gutachten anzugeben, ob und zu welchem Termin der Versicherte zur erneuten Nachuntersuchung vorzuladen ist.

Der Vertrauensarzt ist verpflichtet, dem Versicherten von einem auf Arbeitsfähigkeit lautenden Gutachten sofort Mitteilung zu machen. Er hat hierbei seinen Einfluß auf Hebung des Arbeitswillen des Versicherten geltend zu machen. In dem Gutachten ist zu vermerken, ob der Versicherte verständigt wurde oder nicht.

Der behandelnde Arzt ist von der vertrauensärztlichen Entscheidung und deren Gründen durch den Vertrauensarzt jeweils dann zu benachrichtigen, wenn die Arbeitsunfähigkeit als beendigt bezeichnet wird oder wenn Anträge auf Bewilligung genehmigungspflichtiger Leistungen abgelehnt werden. Ferner sind dem behandelnden Arzt alle Berichtigungen in diagnostischer Hinsicht sowie etwaige Behandlungsvorschläge durch den Vertrauensarzt zur Kenntnis zu bringen.

Alle Äußerungen und Bekundungen des Vertrauensarztes müssen in einer Form erfolgen, die eine Schädigung des Ansehens des behandelnden Arztes beim Versicherten ausschließen. Der Vertrauensarzt muß überhaupt darauf bedacht sein, daß sich in seinem Verkehr mit dem behandelnden Arzt und der Kassenärztlichen Vereinigung Deutschlands nicht nur keinerlei unnötige Reibungen ergeben, sondern daß in jeder Hinsicht eine vertrauensvolle Zusammenarbeit zwischen vertrauensärztlichem Dienst, dem behandelnden Arzt und der Kassenärztlichen Vereinigung Deutschlands ermöglicht wird.

2. Nachuntersuchung auf Antrag des behandelnden Arztes.

Auf Antrag des behandelnden Arztes hat der Vertrauensarzt Nachuntersuchungen zum Zwecke der Prüfung und Förderung der Diagnose vorzunehmen.

3. Begutachtungen von Anträgen auf Einweisung in ein Krankenhaus, eine Heilstätte usw.

Der Vertrauensarzt begutachtet, soweit erforderlich, die Anträge auf Einweisung in ein Krankenhaus (Klinik). Erforderlich ist die Begutachtung in solchen Fällen, in welchen nach der Bescheinigung des behandelnden Arztes die Notwendigkeit der Krankenhauspflege nicht genügend begründet ist.

Der Vertrauensarzt begutachtet ferner in allen Fällen die ärztliche Notwendigkeit der Anträge auf Bewilligung von Kuren in Heilstätten, Genesungsheimen und sonstigen Kuranstalten; er bestimmt die Art der Anstalt, in der die Kur durchzuführen ist.

4. Überwachung der Dauer der Krankenhaus- usw. Pflege.

Der Vertrauensarzt überwacht unter dem Gesichtspunkt der ärztlichen Notwendigkeit die Dauer des Aufenthaltes in einem Krankenhaus (Klinik), einer Heilstätte, einer Kuranstalt usw. Er kann zu diesem Zwecke schriftliche oder mündliche Auskünfte der behandelnden Ärzte anfordern und eine Untersuchung des Kranken in der Anstalt im Beisein des behandelnden Arztes vornehmen. Er hat hierbei jedoch besonders darauf zu achten, daß darunter das allgemein gute Arbeitsverhältnis zwischen den Anstalten und deren Ärzte einerseits und dem vertrauensärztlichen Dienst und den Krankenkassen andererseits keine Störungen erleidet. Die Untersuchung ist demnach so durchzuführen, daß die Autorität des behandelnden Arztes gewahrt bleibt, und daß der Dienstbetrieb der Anstalt nicht mehr beeinträchtigt wird, als es der Zweck der Untersuchung unbedingt erfordert. Im allgemeinen ist anzustreben, durch persönliche Verhandlungen mit den leitenden Ärzten von Krankenhäusern und anderen Anstalten oder deren Vertretern die Beschränkung der Krankenhauspflege auf das notwendige Maß·zu erreichen. Sofern Untersuchungen in Krankenhäusern vorgenommen werden, dürfen sie nicht in Anwesenheit anderer Insassen stattfinden, und es darf das Ergebnis der Untersuchung nicht in Gegenwart des Kranken mit dem behandelnden Arzt erörtert werden.

5. Begutachtung von Anträgen auf Sachleistungen, Heil- und Hilfsmittel.

Der Vertrauensarzt begutachtet auf Antrag der Kasse, soweit erforderlich, die Anträge des behandelnden Arztes für genehmigungspflichtige Sachleistungen sowie die ärztlichen Verordnungen von Heil- und Hilfsmitteln.

Auf Antrag der Kasse prüft der Vertrauensarzt im Einzelfall Arzneiverordnungen auf die Wirtschaftlichkeit und Zweckmäßigkeit der Verordnungsweise nach.

6. Mitwirkung bei sonstigen Untersuchungen.

Auf Antrag des Leiters der Krankenkasse ist der Vertrauensarzt verpflichtet, Aufnahmeuntersuchungen von freiwillig Beitretenden (§ 176 RVO.) sowie die Untersuchung von Bediensteten der Kasse vor deren Anstellung vorzunehmen.

Der Vertrauensarzt kann auch Versicherte oder deren Familienangehörige, die ihn aus eigener Veranlassung aufsuchen, ohne in kassenärztlicher Behandlung zu sein, fürsorgeärztlich beraten.

7. Mitwirkung zur Förderung der Volksgesundheit.

Der Vertrauensarzt berät und unterstützt die Krankenkasse ferner in allen Fragen der allgemeinen Volksgesundheit und macht insbesondere Vorschläge in Fragen der Bekämpfung der Tuberkulose, der Geschlechtskrankheiten, des Krebses, des Krüppeltums, der Diabetesfürsorge, der Fürsorge für Mutter und Kind sowie der Förderung der Sozialhygiene.

8. Mitwirkung bei der Krankenüberwachung — Überprüfung des Krankenstandes.

Der Vertrauensarzt hat auch bei der Durchführung einer zweckmäßigen Krankenüberwachung mitzuwirken. Die Berichte der Krankenbesucher oder der Fürsorgerinnen sind ihm deshalb laufend zur Einsichtnahme vorzulegen. Der Vertrauensarzt ist in bestimmten Einzelfällen berechtigt, den Leiter der Kasse um die Vornahme bestimmter Ermittlungen durch die Krankenbesucher oder die Fürsorgerinnen zu ersuchen.

Um eine planmäßige Überwachung des Krankenstandes sicherzustellen, ist der Vertrauensarzt verpflichtet, sich über die Entwicklung des Bestandes an Arbeitsunfähigen und über den Verlauf der einzelnen Krankheitsfälle laufend zu unterrichten. Zu diesem Zweck hat ihm der Leiter der Krankenkasse mindestens einmal wöchentlich statistische Aufzeichnungen über den Mitgliederstand, den Bestand sowie die Zu- und Abgänge der Arbeitsunfähigen und der Krankenhausinsassen zu überlassen. Der Gesamtbestand an Arbeitsunfähigen und der Bestand der von diesen in Krankenhäusern, Heilanstalten usw. untergebrachten Versicherten ist jeweils sowohl zahlenmäßig als auch im Verhältnis zur Mitgliederzahl anzugeben. Der Vertrauensarzt hat in Gemeinschaft mit dem Kassenleiter oder dessen Beauftragten in regelmäßigen Zeitabständen die gesamten laufenden Krankheitsfälle an Hand der Krankenscheine, der Leistungs- oder Krankenkarte und sonstiger Unterlagen durchzusprechen. Die Zeitabstände sollen bei kleineren Kassen nicht mehr als vier Wochen auseinanderliegen; bei größeren Kassen ist diese Frist je nach der Höhe des Krankenstandes entsprechend kürzer zu bemessen.

9. Statistik über die vertrauensärztliche Tätigkeit.

Der Vertrauensarzt ist verpflichtet, täglich über die vertrauensärztliche Tätigkeit genaue und übersichtliche Aufzeichnungen zu fertigen, aus welchen die Zahl der nachuntersuchten Fälle (als Fall gilt jede durch den Vertrauensarzt erfolgte Begutachtung, ohne Rücksicht darauf, ob damit eine körperliche Untersuchung des Versicherten oder eine mündliche oder fernmündliche Beratung oder eine schriftliche Stellungnahme des Vertrauensarztes verbunden war) sowie die Ergebnisse der vertrauensärztlichen Tätigkeit zu ersehen sind. Erfolgt die Umlegung der Kosten des vertrauensärztlichen Dienstes ganz oder teilweise nach Untersuchungsfällen, so bilden diese Aufzeichnungen die Unterlagen für die Verrechnung. Für die Aufzeichnungen sind die von der Gemeinschaftsstelle der Landesversicherungsanstalten aufgestellten Vordrucke zu verwenden.

Die Krankenkassen sind verpflichtet, der Landesversicherungsanstalt laufend alle Angaben zu machen, die zur Anfertigung der statistischen Aufzeichnungen über die Tätigkeit des vertrauensärztlichen Dienstes erforderlich sind. Sie haben die von der Landesversicherungsanstalt für diesen Zweck vorgeschriebenen Vordrucke auszufüllen und zum festgesetzten Termin rechtzeitig einzureichen.

V. Führung der Untersuchungskarte.

Bei der Führung der vertrauensärztlichen Untersuchungskarte hat der Vertrauensarzt die Bestimmungen des Reichsversicherungsamts vom 6. Juli 1937 — II^5 2221 a 18/37 — 70 — und etwa nachfolgende Änderungen und Ergänzungen zu beachten.

VI. Obergutachten.

Die Frage, in welcher Weise im Falle eines Einspruches des behandelnden Arztes gegen das Gutachten des Vertrauensarztes die Einholung eines Obergutachtens erfolgen soll, ist zwischen der Landesversicherungsanstalt, den Krankenkassen-Reichsverbänden[1] und der Kassenärztlichen Vereinigung Deutschlands entweder bezirklich oder örtlich zu regeln.

VII. Beschwerden.

Über etwaige Beschwerden des Leiters der Krankenkasse, des Versicherten, des behandelnden Arztes, der Kassenärztlichen Vereinigung Deutschlands oder einer sonstigen Stelle über den Vertrauensarzt oder die im vertrauensärztlichen Dienst sonst beschäftigten Personen entscheidet — soweit hiervon die Durchführung des vertrauensärztlichen Dienstes selbst betroffen wird — der Leiter[2] der Landesversicherungsanstalt, und zwar nach Anhörung der Betreffenden, die durch Vermittlung des Landesvertrauensarztes zu erfolgen hat.

Etwaige Beschwerden der vertrauensärztlichen Dienststelle über den Leiter der Krankenkasse oder deren sonstige Bedienstete sind auf dem Dienstweg dem Leiter[1] der Landesversicherungsanstalt zu unterbreiten, der sie gegebenenfalls an die Aufsichtsbehörde weitergibt.

Sofern der Vertrauensarzt glaubt, Veranlassung zu der Feststellung zu haben, daß der behandelnde Arzt die ihm obliegenden Pflichten gegen Kasse und Versicherte nicht erfüllt, so teilt der Vertrauensarzt dies dem Leiter der Krankenkasse auf dem Dienstweg mit.

Auf Anweisung des Reichsversicherungsamts vom Juli 1933 ist die Dienstanweisung für den vertrauensärztlichen Dienst wie folgt geändert:

---

[1] Jetzt: Krankenkassen-Spitzenverbände.
[2] Jetzt: Vorstand.

a) Abs. 2 des Abschnitts IV Nr. 1 erhält folgende Fassung:

„Die Auswahl und die Vorladung der Nachzuuntersuchenden erfolgen unbeschadet des Rechts des Vertrauensarztes zur Auswahl nach den von diesem mit der Krankenkasse jeweils zu vereinbarenden Richtlinien durch die Krankenkasse. In dringenden Fällen hat die Nachuntersuchung während der Dienststunden des Vertrauensarztes sofort zu erfolgen."

b) Abs. 8 des Abschnittes IV Nr. 1 erhält folgende Fassung:

„Der Vertrauensarzt ist verpflichtet, dem Versicherten gegenüber seinen Einfluß auf Hebung des Arbeitswillens geltend zu machen. Dabei soll er regelmäßig dem Versicherten von einem auf Arbeitsfähigkeit lautenden Gutachten sofort Mitteilung machen. Sieht der Vertrauensarzt hiervon aus besonderen Gründen ab, so hat er der Kasse von dem Ergebnis der Nachuntersuchung unverzüglich in geeigneter Weise Kenntnis zu geben und den Versicherten aufzufordern, sich unmittelbar nach der Nachuntersuchung bei seiner Krankenkasse zu melden. In jedem Falle ist das schriftliche Gutachten durch den Vertrauensarzt ohne Verzögerung der Kasse nachzureichen. In dem Gutachten ist zu vermerken, ob der Versicherte verständigt wurde oder nicht."

4. Bestimmungen über die Führung der vertrauensärztlichen Untersuchungskarte.
Vom 6. Juli 1937.

Gemäß Abschnitt I Nr. 8 der Bestimmungen des Reichs- und Preussischen Arbeitsministers vom 30. März 1936 über den vertrauensärztlichen Dienst in der Krankenversicherung (AN. 1936, S. IV 1078) erläßt das Reichsversicherungsamt folgende Bestimmungen:

I. Inhalt und Form der Untersuchungskarte.

1. Nach Abschnitt I Nr. 8 der Bestimmungen des Herrn Reichs- und Preussischen Arbeitsministers vom 30. März 1936 über den vertrauensärztlichen Dienst in der Krankenversicherung ist bei der vertrauensärztlichen Dienststelle über jeden einzelnen Versicherten, sobald er vertrauensärztlich untersucht wird, eine Karte anzulegen und laufend fortzuführen. Diese Karte hat insbesondere das Untersuchungsergebnis zu enthalten sowie alle Angaben, die für die Beurteilung des Gesundheitszustandes des Versicherten von Bedeutung sein können. Sie muß den Hinweis enthalten, ob Röntgenaufnahmen vorhanden sind und wo diese aufbewahrt werden.

2. Die hiernach von den vertrauensärztlichen Dienststellen zu führende Karte, die im Dienstverkehr als „Untersuchungskarte“ zu bezeichnen ist, ist in der Form einer Mappe mit eingefügter Heftvorrichtung und in der Größe Din A 4 210:297 mm (Muster 1 und 2) zu führen. Für die Herstellung der Karte (Mappe) ist für männliche Versicherte ein grauer und für weibliche Versicherte ein rosefarbener Karton zu verwenden. Sowohl die Form der Untersuchungskarte als auch die Masse und die Farben sowie der Aufdruck sind verbindlich.

II. Erstmalige Ausstellung und Anforderung einer bereits vorhandenen Untersuchungskarte.

1. Die Untersuchungskarte ist erstmals von derjenigen vertrauensärztlichen Dienststelle anzulegen, welche die erste Nachuntersuchung des Versicherten vornimmt. Der Tag der erstmaligen Ausstellung der Karte ist auf dieser durch die betreffende vertrauensärztliche Dienststelle zu vermerken (zu vergleichen Ziffer 16 der Untersuchungskarte).

Bevor eine vertrauensärztliche Dienststelle eine Untersuchungskarte erstmalig anlegt, hat sie sich darüber zu vergewissern, ob nicht bereits früher durch eine anderweitige vertrauensärztliche Dienststelle eine Karte angelegt worden ist.

2. Damit die erstmals ausgestellte Untersuchungskarte im Falle der Krankmeldung des Versicherten bei der jeweils zuständigen vertrauensärztlichen Dienststelle möglichst sofort zur Verfügung steht und die fortlaufende Weiterführung der Karte ordnungsgemäß möglich ist, haben die vertrauensärztlichen Dienststellen und die Krankenkassen in folgender Weise zu verfahren:

a) Die Krankenkasse hat auf dem Vordruck für die Anmeldung eines Versicherten (§ 317 Abs. RVO.) folgende zwei Fragen anzubringen:

aa) Bei welchem Arbeitgeber war der — die Versicherte vor Eintritt in die jetzige Beschäftigung zuletzt beschäftigt? (Genaue Bezeichnung des Arbeitgebers und seines Wohnorts.)

bb) Bei welcher Krankenkasse war der — die Versicherte während dieser Beschäftigung angemeldet? (Genaue Bezeichnung der Kasse ist notwendig.)

b) Ergibt sich beim Eingang der Anmeldung für einen Versicherten, daß für ihn bisher eine anderweitige vertrauensärztliche Dienststelle zuständig war, so hat die Krankenkasse alsbald unter Verwendung des Vordruckes (Muster 3) die früher zuständige vertrauensärztliche Dienststelle um die Zusendung einer etwa vorhandenen Untersuchungskarte zu ersuchen.

Kann die frühere vertrauensärztliche Dienststelle nicht ermittelt werden, so ist das Ersuchen an die Krankenkasse zu richten, bei welcher der Versicherte nach der vorliegenden Anmeldung zuletzt als Mitglied angemeldet war. Diese hat die Anfrage unverzüglich an die zuständige vertrauensärztliche Dienststelle weiterzuleiten, welche unter Rückgabe des Teiles B des für die Anfrage benutzten Vordruckes die Untersuchungskarte unmittelbar an die ersuchende Krankenkasse übersendet. Ist eine Untersuchungskarte noch nicht vorhanden, so benachrichtigt die vertrauensärztliche Dienststelle ebenfalls unmittelbar die ersuchende Krankenkasse, und zwar gleichfalls unter Verwendung des Teiles B des für die Anfrage benutzten Vordruckes.

Sobald die Untersuchungskarte oder die „Fehlanzeige" bei der ersuchenden Krankenkasse eingetragen ist, übermittelt sie, nachdem sie vorher auf der Mitgliedskarte des Versicherten einen Vermerk über die Abgabe der Karte angebracht hat, diese oder die „Fehlanzeige" der nunmehr zuständigen vertrauensärztlichen Dienststelle, welche sie verwahrt.

c) Soweit es sich um einen Versicherten handelt, der Mitglied einer Betriebskrankenkasse ist und für welchen eine Anmeldung bei der Krankenkasse nicht erstattet wird, oder der in einem Betrieb beschäftigt wird, für welchen nach den Bestimmungen in § 317 Abs. 3 der RVO. die Meldepflicht für den Arbeitgeber wegfällt, muß unverzüglich nach Eingang des Krankenscheins die Untersuchungskarte in der unter Buchstabe b) vorgeschriebenen Weise nachträglich beigebracht werden.

III. Ausfüllung des Vordruckes für die Untersuchungskarte.

1. In die Untersuchungskarte sind sämtliche Erkrankungsfälle einzutragen, in deren Verlauf der Versicherte durch den Vertrauensarzt untersucht wird. Über Erkrankungsfälle, die vor dem Ausstellungstag der Karte liegen, sind Aufzeichnungen nachzutragen. In besonderen Fällen kann jedoch über frühere Erkrankungen unter Ziffer 10 oder 18 ein entsprechender Vermerk eingetragen werden.

Bei der erstmaligen Anlegung der Karte sind in jedem Falle die Ziffern 1—9 und 16 auszufüllen.

Alle Eintragungen sind in kurzer, klarer und übersichtlicher Form sowie mit leserlicher Schrift auszuführen.

Dabei ist auf den in den einzelnen Spalten vorhandenen beschränkten Raum Rücksicht zu nehmen. Es ist insbesondere darauf zu achten, daß für die Eintragungen von später erforderlich werdenden Ergänzungen und Berichtigungen (vergleiche insbesondere die Eintragung zu Ziffer 1, 5, 6, 8 und 9) genügend Raum vorhanden ist.

Müssen Aufzeichnungen auf der Karte berichtigt werden, so sind die früheren Eintragungen so zu durchstreichen, daß sie noch lesbar sind; die gültigen neuen Tatsachen sind jeweils in die hierfür vorgesehene Spalte einzutragen.

2. Die Krankenkasse soll nach Möglichkeit, und zwar auf Grund einer zwischen ihr und der vertrauensärztlichen Diensstelle örtlich zu treffenden Vereinbarung dem Vertrauensarzt die Einsicht in die Mitglied- und Leistungskarte gestatten. Sie ist ferner verpflichtet, der vertrauensärztlichen Dienststelle alle sonstigen für die Anlegung und für die ordnungsgemäße Fortführung der Untersuchungskarte erforderlichen Unterlagen zur Einsichtnahme zur Verfügung zu stellen. Die Krankenkasse hat die Anlage einer Untersuchungskarte auf ihre Leistungs- oder Mitgliedskarte zu vermerken. Sie hat, sobald eine Untersuchungskarte angelegt ist, von etwaigen Namensänderungen des Versicherten oder von dessen Tod der vertrauensärztlichen Dienststelle Kenntnis zu geben.

Die vertrauensärztliche Dienststelle ist verpflichtet, die ihr von der Krankenkasse zur Einsicht überlassene Mitglieds- oder Leistungskarte oder sonstige in Urschrift übergebenen Schriftstücke sorgfältig zu verwahren und nach gemachtem Gebrauch umgehend an die Kasse zurückzusenden.

3. Zu Ziffer 10 (und 18) „Allgemeine Bemerkungen“: Es sind nur solche wichtigen, im Laufe einer Untersuchung sich ergebenden Feststellungen einzutragen, die für die künftige vertrauensärztliche Begutachtung

von besonderer Bedeutung und ohne langwieriges Ausfragen des Versicherten zu erlangen sind.

4. Zu Ziffer 11, 12 und 13: Solange der Versicherte eine Rente nicht bezieht, ist der für eine Eintragung bestimmte Raum freizulassen.

5. Zu Ziffer 14: Die Krankenkasse ist verpflichtet, von jeder Aussteuerung der vertrauensärztlichen Dienststelle Nachricht zu geben unter genauer Angabe der Krankheitsbezeichnung und der Geburtsdaten des Versicherten.

6. Zu Ziffer 15: Von jedem Befund einer Röntgenuntersuchung ist eine Zweitschrift in die Untersuchungskarte einzuheften. Wird die Röntgenuntersuchung nicht durch den vertrauensärztlichen Dienst selbst vorgenommen, so hat die Krankenkasse in allen Fällen, insbesondere auch, wenn der behandelnde Arzt die Untersuchung veranlaßt hat, dafür Sorge zu tragen, daß dem vertrauensärztlichen Dienst eine Zweitschrift des Befundes überlassen wird.

7. Zu Ziffer 17: Die Bezeichnung der Krankheit ist genau und vollständig einzutragen: insbesondere sind auch nachträgliche Berichtigungen oder Ergänzungen zu vermerken.

Das Ergebnis der Nachuntersuchung ist jeweils nur kurz auf der Karte zu vermerken (z. B. „23. 9. 36: af. ab 26. 9. 36" oder „23. 9. 36: au."). Der ausführliche Befund und die Beurteilung des Vertrauensarztes muß dagegen aus dem schriftlichen Gutachten, das in allen Fällen in die Untersuchungskarte einzuheften ist, genau zu ersehen sein.

Die Entlassungsbefunde von Krankenhäusern, Kliniken und ähnlichen Anstalten, die der vertrauensärztlichen Dienststelle überlassen worden sind, sind in die Untersuchungskarte einzuheften.

8. Sofern der für die Aufzeichnungen zu Ziffer 17 auf Seite 2 und 3 der Karte vorgesehene Raum auf-

gebraucht ist, können zwecks Eintragung von weiteren Krankheitsfällen auf Seite 3 der Untersuchungskarte Ergänzungsblätter aufgeklebt werden. Die Anbringung hat jedoch so zu erfolgen, daß die früheren Aufzeichnungen weiterhin lesbar bleiben.

9. Zu Ziffer 18: Auf dem hier vorgesehenen Raum können weitere Eintragungen zu Ziffer 10 „Allgemeine Bemerkungen" angebracht werden.

IV. Vordruck für das vertrauensärztliche Gutachten.

Über das Ergebnis jeder persönlichen Nachuntersuchung eines Versicherten ist ein schriftliches Gutachten durch den nachuntersuchenden Vertrauensarzt anzufertigen und in die Untersuchungskarte einzuheften. Für das Gutachten ist ein Vordruck nach dem angeschlossenen Muster (Muster 4), und zwar in der Größe Din A 4 210 : 297 mm zu verwenden. Das Muster ist verbindlich.

V. Befund über wichtige technische Untersuchungsergebnisse und sonstige Feststellungen.

In die Untersuchungskarte sind auch Befunde über das Ergebnis wichtiger technischer Untersuchungen oder sonstige Feststellungen, die für die vertrauensärztliche Begutachtung von besonderer Bedeutung sind, einzuheften. In diesen Fällen ist bei Ziffer 10 oder 18 ein kurzer Hinweis in die Karte einzutragen.

VI. Aufbewahrung der Untersuchungskarte.

1. Die Untersuchungskarte ist bei derjenigen vertrauensärztlichen Dienststelle aufzubewahren, die für den Sitz der jeweiligen Krankenkasse zuständig ist. Kommen hiernach mehrere vertrauensärztliche Dienst-

stellen in Frage, so richtet sich die Zuständigkeit nach dem Wohnsitz des Versicherten.

Handelt es sich um Mitglieder einer Betriebskrankenkasse, die in einem geschlossenen Zweig- oder Teilbetrieb außerhalb des Sitzes der Kasse beschäftigt sind, so erfolgt die Aufbewahrung bei derjenigen vertrauensärztlichen Dienststelle, die für die örtliche Verwaltung des Zweig- oder Teilbetriebes zuständig ist.

2. Die Aufbewahrung hat in alphabetischer Reihenfolge zu erfolgen. Eine Trennung der Karten nach dem Geschlecht der Versicherten ist zulässig.

VII. Auswärtige Untersuchung.

1. Wird die vertrauensärztliche Untersuchung eines Versicherten außerhalb des Kassenbezirks notwendig, so ist die Untersuchungskarte der auswärtigen vertrauensärztlichen Dienststelle zu übersenden. Diese gibt die Karte nach Eintragung des Untersuchungsergebnisses nebst einer Ausfertigung des vertrauensärztlichen Gutachtens und etwaiger sonstiger Untersuchungsbefunde an die zuständige vertrauensärztliche Dienststelle zurück.

2. Ist eine Untersuchungskarte noch nicht vorhanden, so legt die auswärtige vertrauensärztliche Dienststelle die Karte an, nimmt die erforderlichen Eintragungen vor und übermittelt sie nebst den in Abs. 1 bezeichneten Anlagen der zuständigen vertrauensärztlichen Dienststelle.

VIII. Verlust einer Untersuchungskarte.

Für den Fall, daß eine Untersuchungskarte nicht auffindbar ist, gibt die vertrauensärztliche Dienststelle, welche die Karte zur Weiterführung benötigt, der Gemeinschaftsstelle der Landesversicherungsanstalten beim Reichsversicherungsamt von dem Verlust unverzüglich Nachricht. Die Nachricht hat zu enthalten: Vor- und Zuname sowie die Geburtszeit und den Geburtsort des Versicherten; bei Frauen ist außerdem der Geburtsname anzugeben.

Die Gemeinschaftsstelle nimmt alsbald nach Eingang der Mitteilung eine eingehende Nachforschung nach der Karte vor und benachrichtigt die ersuchende vertrauensärztliche Dienststelle von dem Ergebnis.

IX. Abgabe der Untersuchungskarte und Dauer der Aufbewahrung.

1. Soweit andere Versicherungsträger, Versicherungs-, Versorgungs-, Gesundheits- oder Fürsorgebehörden für die Erfüllung ihrer Aufgaben Einsicht in die Untersuchungskarte benötigen, ist diese zu gewähren. Die Einsicht erfolgt grundsätzlich bei der die Untersuchungskarte führenden vertrauensärztlichen Dienststelle. Diese kann die Untersuchungskarte an das zuständige Versicherungsamt zur Einsichtnahme durch den Berechtigten senden. An Stelle der Gewährung der Einsichtnahme kann die die Untersuchungskarte führende vertrauensärztliche Dienststelle der ersuchenden Stelle eine Ausfertigung der Untersuchungskarte übersenden.

2. Wird die Untersuchungskarte an ein Versicherungsamt oder an eine andere vertrauensärztliche Dienststelle zur weiteren Verwendung abgegeben, so ist eine Belegkarte in die Kartei der abgebenden Stelle einzufügen, aus welcher der Zu- und Vorname (bei Frauen auch der Geburtsname), Geburtszeit und Geburtsort des Versicherten, die Stelle, an welche die Untersuchungskarte abgegeben wurde sowie der Tag der Abgabe zu ersehen ist. Als Belegkarte ist der Teil A des Vordrucks (Muster 3) zu verwenden.

3. Die Belegkarten sind gesondert von den übrigen Untersuchungskarten alphabetisch geordnet aufzubewahren.

4. Die Untersuchungskarten sind von der jeweils zuletzt verwahrenden vertrauensärztlichen Dienststelle

bis zu einem tatsächlichen oder angenommenen Alter des Versicherten von 70 Jahren aufzubewahren.

5. Stirbt der Versicherte vorher, so kann die Untersuchungskarte 5 Jahre nach dem Todestage, der auf der Karte zu vermerken ist, ausgeschieden werden. Die Krankenkasse ist, sofern ihr bekannt ist, daß eine Untersuchungskarte geführt wird, verpflichtet, Todesfälle von Versicherten der vertrauensärztlichen Dienststelle zur Kenntnis zu bringen.

6. Belegkarten über Untersuchungskarten, die an andere vertrauensärztliche Dienststellen zur weiteren Verwendung abgegeben worden sind, sind nach 5 Jahren, gerechnet von dem Tage der Versendung ab, auszuscheiden.

X. Schlußvorschrift.

Die obigen Bestimmungen treten am 1. Oktober 1937 in Kraft.

Ergänzung.

Die Bestimmungen über die Führung der Untersuchungskarten vom 6. Juli 1937 werden dahingehend abgeändert, daß in Zukunft nicht mehr die Krankenkassen die früheren Untersuchungskarten anfordern, sondern die vertrauensärztlichen Dienststellen. Dazu werden die Krankenkassen angewiesen, der vertrauensärztlichen Dienststelle jede Arbeitsunfähigkeitsmeldung alsbald in geeigneter Weise mitzuteilen. Dabei soll von der Krankenkasse die frühere Krankenkasse angegeben werden, bei der der Versicherte vor Eintritt in die jetzige Beschäftigung zuletzt gemeldet war. Eine besondere Mitteilung der Arbeitsunfähigkeit erübrigt sich, wenn die Krankenkasse die Urschrift der Krankmeldung vorlegt (sinngemäß muß die Krankenkasse dann aber auch gleichzeitig die frühere Krankenkasse angeben).

Rundschreiben RVA. 31. 10. 1939.

5. Richtlinien des Reichsausschusses für Ärzte und Krankenkassen vom 21. Mai 1931 für die Nachprüfung der kassenärztlichen Bescheinigungen und Verordnungen.

Auf Grund des § 368 Abs. 2 Nr. 2 Unterabs. 4 der RVO. stellt der Reichsausschuß für Ärzte und Krankenkassen die nachfolgenden Richtlinien auf:

Die Nachprüfung erstreckt sich

A. auf die Bescheinigungen des behandelnden Arztes über die Arbeitsfähigkeit.

B. auf die Verordnungen des behandelnden Arztes, insbesondere soweit sie ärztliche Sachleistungen betreffen.

A. Die Nachprüfung der Bescheinigungen über die Arbeitsunfähigkeit erfolgt durch Prüfung der Unterlagen oder durch Untersuchung des Erkrankten (insbesondere Nachprüfung der Diagnose oder des Befundes).

Eine Nachprüfung ist besonders erforderlich in folgenden Fällen:

a) Verdacht auf Vortäuschung oder Übertreibung von Krankheiten oder Beschwerden,

b) wenn das Verhalten des Kranken mit der Krankheitsbezeichnung des behandelnden Arztes nicht im Einklang steht,

c) Übertretung der Krankenordnung,

d) plötzlich ansteigender oder auffallend hoher Krankenstand,

e) aus sonstigen Gründen, z. B. auf Wunsch des behandelnden Arztes, der kassenärztlichen Organisation, sofern sie Vertragspartei ist, des Vertrauensarztes, auf Verlangen des Kranken.

Ferner:

f) bei auffallend langer Krankheitsdauer überhaupt oder längerer Krankheitsdauer bei leichteren Krankheitserscheinungen, ungenaue oder unklare Krankheitsbezeichnung, z. B. Kopfschmerzen, Augen-,

Ohren-, Magen-, Nerven-, Unterleibsleiden, -krankheiten, -beschwerden,

g) bei Angabe folgender Krankheitsbezeichnungen ohne nähere Angaben, z. B. Bettlägerigkeit, fieberhaft, die das Vorliegen von Arbeitsunfähigkeit erkennen lassen:

Grippe, Influenza, Erkältung — Lungenspitzenkatarrh — Rheuma — Blutdrucksteigerung — Arteriosklerose — Herzschwäche — Nervenschwäche — Neurasthenie — Blasenkatarrh — Magenkatarrh — Darmkatarrh — Rekonvaleszenz, Erschöpfungszustand nach schweren Erkrankungen oder sonstigen Krankheiten, die eine Verschickung bzw. ein sonstiges besonderes Heilverfahren erforderlich machen können.

Vor der Nachuntersuchung soll dem behandelnden Arzt nach Möglichkeit Gelegenheit zur Äußerung gegeben werden, wenn dies ohne Verzögerung der Nachuntersuchung geschehen kann. In der Regel soll sich der Kranke nach Empfang der Vorladung seinem behandelnden Arzt zur Untersuchung vorstellen. Hält der behandelnde Arzt den Kranken noch für länger als drei Tage arbeitsunfähig, so soll er einen Bericht erstatten; dieser muß die Krankheitsbezeichnung, nötigenfalls eine kurze Angabe des Befundes und die voraussichtliche Dauer der Arbeitsunfähigkeit enthalten. Soll der Kranke in seiner Wohnung nachuntersucht werden, so ist der behandelnde Kassenarzt von der Krankenkasse vorher zu benachrichtigen.

Das Ergebnis der Nachuntersuchung ist dem behandelnden Arzt mitzuteilen, wenn es in wesentlichen Punkten von der Ansicht des behandelnden Arztes abweicht. Die Anrufung von Obergutachtern soll in dem Kassenarztvertrag vorgesehen werden. Das Obergutachten kann auch durch ein Krankenhaus erstattet werden.

Das Ergebnis der Nachuntersuchung oder das Obergutachten ist verbindlich.

B. Die Nachprüfung der Verordnungen des behandelnden Arztes erstreckt sich darauf, ob die Heilmaßnahmen, insbesondere die Sachleistungen, die Arznei, die Heil- und Stärkungsmittel nach Maßgabe der hierfür aufgestellten Richtlinien nach Art und Umfang wirtschaftlich verordnet worden sind.

C. Bei Meinungsverschiedenheiten soll der Vertrauensarzt eine Verständigung mit dem behandelnden Arzt suchen.

D. Diese Richtlinien gelten entsprechend für die nach § 368 Abs. 2 Nr. 2 Unterabs. 4 RVO. bestellten Prüfungsausschüsse.

6. Reichsvertrag über den Regelbetrag.
Vom 18. März 1938.
(Auf Grund des § 414a Ziffer 2 RVO.)

§ 1. Regelbetrag ist der Betrag, den die Verordnungskosten im Durchschnitt je Behandlungsfall bei wirtschaftlicher Verordnung von Arzneien und Heilmitteln im allgemeinen nicht zu überschreiten pflegen.

Die Höhe des Regelbetrags ergibt sich aus der Anlage.

§ 4. 1. Bei der Berechnung des Arzneikostendurchschnittes sind zu berücksichtigen die Kosten der Verordnungen:

a) von allen Mitteln und Zubereitungen organischen und anorganischen Ursprungs, die dazu bestimmt sind, durch unmittelbare äußere oder innere Einwirkung auf den menschlichen Körper Krankheiten zu lindern oder zu beseitigen,

b) von Verbandstoffen und Mitteln zur Wundbehandlung,

c) von kleineren Heilmitteln (z. B. Brunnenkuren, Badezusätze, Nähr- und Stärkungsmittel), soweit sie nicht in Abs. 2 aufgeführt sind.

2. Nicht zu berücksichtigen sind die Verordnungen

a) von Seren, die zur Bekämpfung meldepflichtiger ansteckender Krankheiten dienen und von Tetanusserum,

von Salvarsanpräparaten für Lueskuren,

von Insulin für Diabetiker,

von Kontrastmitteln der Röntgendiagnostik,

von Milch als Heilmittel,

b) von Brillen, Bandagen und sonstigen orthopädischen Behelfen, sowie von Krankenpflegeartikeln und Hilfsmitteln und allen sonstigen von der Kasse vor der Abgabe genehmigten Heilmitteln,

c) von medizinischen Bädern (einschließlich der Reinigungsbäder).

Anlage.

Der neue Regelbetrag beträgt einheitlich für das Reich (Reichsregelbetrag)

A. für Allgemeinärzte . . . . 4,50 RM

B. bei den Fachärzten für

1. innere Medizin einschl. Magen-, Darm-, Stoffwechsel- und Lungenkrankheiten . 5,00

2. Kinderkrankheiten 3,50

3. Chirurgie 3,75

4. Frauenkrankheiten und Geburtshilfe . 3,75

5. Nerven- und Geisteskrankheiten . . . 5,40

6. Krankheiten der Harnwege 4,75

7. Orthopädie 3,75

8. Augenkrankheiten 2,00

9. Hals-, Nasen- und Ohrenkrankheiten . 2,25

10. Haut- und Geschlechtskrankheiten . . 4,75

Von der Festsetzung eines Regelbetrags für sonstige Fachgebiete wird abgesehen.

7. Bestimmungen über wirtschaftliche Arzneiverordnung in der Krankenversicherung (BwA).

(RAM. v. 24. August 1935 — RABl. S. I 269 —.)

Auf Grund des § 368i Abs. 1 Nr. 1 und Abs. 3 der Reichsversicherungsordnung bestimme ich an Stelle des Reichsausschusses für Ärzte und Krankenkassen folgendes:

I. Wirtschaftliche Arzneiverordnung.

A. Allgemeines.

1. Während in der privatärztlichen Tätigkeit der Kranke die Kosten für den Arzneiverbrauch allein und unmittelbar trägt, erfolgt die Bezahlung der Arznei in der Krankenversicherung im wesentlichen durch einen Dritten, nämlich durch die Krankenkasse.

Diese besondere, von den gesetzlichen Vorschriften abhängige Eigenart muß bei der kassenärztlichen Verordnungsweise stets sorgfältig beachtet werden.

2. Nach dem Gesetz hat der Versicherte Anspruch auf ausreichende und zweckmäßige Krankenpflege. Die Krankenpflege, zu der auch die Versorgung mit Arzneien gehört, darf jedoch das Maß des Notwendigen nicht überschreiten.

3. Bei aller gebotenen Sparsamkeit darf die Krankenhilfe nicht minderwertig sein. Kann aber der Heilzweck durch billigere Heilmittel oder -kuren erreicht werden, so darf der Kassenarzt kostspieligere auch dann nicht verordnen, wenn der Versicherte sie verlangt.

4. Der Kassenarzt ist verpflichtet, den Kranken ausreichend und zweckmäßig zu behandeln. Die Behandlung darf das Maß des Notwendigen nicht überschreiten. Der Kassenarzt hat eine Behandlung, die nicht oder nicht mehr notwendig ist, abzulehnen, die Heilmaßnahmen, insbesondere die Arznei, die Heil- und Stärkungsmittel, nach Art und Umfang wirtschaftlich zu verordnen und auch sonst bei Erfüllung der ihm obliegenden Verpflich-

tungen die Kasse vor Ausgaben soweit zu bewahren, als die Natur seiner Dienstleistungen es zuläßt.

5. Vertreter und Assistenten der Kassenärzte müssen mit den Vorschriften über wirtschaftliche Arzneiverordnung rechtzeitig vertraut gemacht werden. Für ihre Verstöße haftet der Kassenarzt wie für die eigenen.

B. Verordnungsregeln.

1. Nicht jede Beratung erfordert ein Rezept. Sehr oft können Arzneien durch einfache hygienische, physikalische oder diätetische Maßnahmen ersetzt werden. Deshalb prüfe der Kassenart, bevor er ein Rezept ausschreibt, ob in dem vorliegenden Falle eine Arzneiverordnung nicht entbehrt werden kann. Bei Verordnungen, mit denen lediglich eine suggestive Wirkung erzielt werden soll, ist ganz besondere Sparsamkeit zu beobachten.

2. Die Arzneiverordnung soll in der Regel nicht mehr als ein Mittel für den gleichen Zweck enthalten. Die gleichzeitige Verordnung mehrerer ähnlich oder gleichartig wirkender Arzneien ist möglichst zu vermeiden.

3. Von ähnlich oder gleichartig wirkenden Mitteln ist abgesehen von besonderen Ausnahmefällen immer das wohlfeilste in der wirtschaftlichen Form und Menge zu verordnen.

Es kann billiger sein, Arzneimittel mit wortgeschützten Namen unter ihren chemischen oder handelsüblichen ungeschützten Bezeichnungen zu verschreiben. Die Bezeichnung „Ersatz" in Verbindung mit dem wortgeschützten Namen ist unzulässig.

Das Verschreiben von wohlfeilen, nicht gemischten, nicht geteilten und nicht gelösten Handverkaufsmitteln ohne schriftliche Gebrauchsanweisung stellt die billigste Art der Arzneiverordnung dar. Von dieser Verschreibungsart ohne schriftliche Gebrauchsanweisung soll nur dann Gebrauch gemacht werden, wenn die betreffenden

Mittel nicht von den Kranken selbst in eine andere Form übergeführt werden müssen.

4. Die Menge des verordneten Arzneimittels ist in genauen Ziffern anzugeben (nicht „eine Packung", „eine halbe Dosis" usw.).

Ihre Bestimmung richtet sich in erster Linie nach der voraussichtlichen Dauer des Bedarfs, die oft kürzer sein wird als die Dauer der Krankheit. Zu große Gaben führen nach der Erfahrung zur Arzneivergeudung, aber auch zu kleine Gaben können unwirtschaftlich sein.

Bei chronischen Erkrankungen verordnet man in der Regel für den Bedarf einer Woche, bei akuten Leiden für wenige Tage. Leicht verderbliche Arzneien (z. B. *Infusum Digitalis* und *Mixtura solvens*) dürfen nur für wenige Tage verordnet werden.

Art und Menge der vom Kranken bereits verbrauchten Mittel sind zu berücksichtigen. Dabei ist insbesondere auf Arzneimißbrauch (Narcotica) zu achten.

5. Nach dem Deutschen Arzneibuch entsprechen

20 Tropfen einer wäßrigen Lösung . .   1,0 g
1 Teelöffel . . . .   5 ccm
1 Eßlöffel . . . . 15 ccm

Für die Zubereitung einer Tasse Teeaufguß genügt im allgemeinen ein Eßlöffel (etwa 5 g) Tee, bei gemischten Tees ein gehäufter Eßlöffel. Bei einem täglichen Verbrauch von drei Tassen entsprechen 50 g Tee dem Bedarf einer halben Woche.

Von stark wirkenden Tinkturen und Fluidextrakten genügen im allgemeinen 10 bis 20 g.

Die Gefäßgrenzen sind bei jeder Mengenbestimmung sorgfältig zu beobachten.

Der Zusatz „*ad* ..." sowie „*ad dos* ..." rundet die Arzneimenge auf die Gewichtsgrenze ab. Wird durch das Fehlen dieses Zusatzes die Gewichtsgrenze auch nur um 1 mg überschritten, so darf der Apotheker das nächstgrößere Gefäß berechnen, und zwar auch dann, wenn es nicht verwendet wird.

Beispiel 1.

<table>
<tr><td>Richtig:</td><td>Falsch:</td></tr>
<tr><td>Zinc. sulf. 0,5</td><td>Zinc. sulf. 0,5</td></tr>
<tr><td>Aqu. dest. ad 200,0</td><td>Aqu. dest. 200,0</td></tr>
<tr><td>= 1,05 RM</td><td>= 1,15 RM</td></tr>
</table>

Als Berechnungsgrenzen gelten bei

Flaschen 20, 100, 200, 300, 500 g,
grauen Kruken 100, 200, 300, 400, 500 g,
Schachteln 20, 50, 100, 200 g,
Pulverkästchen 6 und 12 Stück.

6. Die Arbeitspreisgrenzen des Apothekers sind bei der Bemessung der verordneten Menge genau zu berücksichtigen.

Der gleiche Arbeitspreis wird bei Flüssigkeiten bis zu 300 g, bei Pulvern, Tees und Salben bis zu 100 g, bei Pillen für 30 Stück, bei Zäpfchen für 3 Stück, bei abgeteilten Pulvern für 6 Stück berechnet.

Bei Überschreitungen der angegebenen Gewichtsmengen, Stückzahlen, wird für jede darüber hinausgehende kleinere bis gleichgroße Menge ein Zuschlag von 0,20 RM erhoben.

Die nachstehenden Berechnungsgrundsätze für Rezeptformeln sind genau zu beachten:

Der Preis setzt sich zusammen aus:

   I. dem Preis des Arzneimittels selbst;

  II. dem Arbeitspreis des Apothekers (Zurichtung der in der Apotheke anzufertigenden Arzneien);

III. dem Preis des Gefäßes.

ad I. Der Preis der Arzneimittel richtet sich nach der entsprechenden Taxe. Bei Handverkaufsmitteln wird nur das Arzneimittel selbst und das Gefäß berechnet, Arbeitspreise kommen hier nicht in Anrechnung.

ad II. Die Arbeitspreise machen bei den eigentlichen Rezepten einen wesentlichen Teil der Gesamtkosten des Medikamentes aus. Deshalb soll jedes Rezept so einfach wie möglich sein.

Es werden berechnet für Zubereitung und Herrichtung zur Abgabe einer Arznei:

a) für einfache Arzneimittel, Mischungen von Flüssigkeiten bis 300 g, für Teemischungen bis 100 g 0,25 RM.

b) für Lösungen und Anreibungen bis zu 300 g einschließlich einer Teilung bis zu 6 Teilen; für Pulver, für Bereitung von Latwergen, Pasten, Salben, Pflastern bis 100 g und Teilung bis zu 6 Teilen;

für die Bereitung von Tabletten oder Pastillen bis zu 6 Stück, von Pillen oder Körnern bis zu 30 Stück;

für die Bereitung von Kugeln, Zäpfchen, Stäbchen bis zu 3 Stück 0,55 RM.

c) für Abkochungen, Abgüsse, Emulsionen, Saturationen, Salepschleim bis zu 300 g, einschließlich einer Teilung bis zu 6 Teilen 0,80 RM.

Abdampfen bis 100 g einer Flüssigkeit 0,80 RM.

Sterilisieren bis 300 g 0,80 RM.

Für die Inanspruchnahme der Apotheke in der Zeit von 20 Uhr bis 7 Uhr, in einzelnen Landapotheken auch sonntags nach 13 Uhr, wird eine Zusatzgebühr (Nachttaxe) von 1 RM berechnet. Alle zur Nachtzeit verordneten Rezepte sind mit dem Zeichen „*Noctu*" und der Zeitangabe zu versehen. Hierbei wird vorausgesetzt, daß die Anfertigung der Verordnung noch in der Nacht notwendig ist.

Bei der Abgabe einer Arznei, die der Verordnung über das Verschreiben Betäubungsmittel enthaltender Arzneien unterliegt, ist der Apotheker berechtigt, eine Zusatzgebühr von 0,20 RM zu erheben.

7. Den nach Rezeptur herzustellenden Arzneien ist eine schriftliche Gebrauchsanweisung beizufügen, bei

Handverkaufsartikeln und abgabefertigen Packungen jedoch nur im Bedarfsfalle.

8. Wiederholungen sollen nicht wahllos erfolgen; vor jeder Wiederholung hat der Arzt vielmehr zu prüfen, ob die verbrauchte Menge mit der vorgesehenen Anwendungszeit übereinstimmt.

Bei allen Wiederholungen ist stets die vollständige Arzneiverordnung erneut zu verschreiben. Wiederholungsvermerke, wie *„Reiteretur“*, „wie gehabt“ u. dgl., sind unstatthaft. Soweit der Arzt keine hygienischen oder sonstigen Bedenken trägt, muß er Wiederholungsrezepte mit dem Vermerk „Gefäß zurück“ versehen.

9. Unter Arzneiformen von gleicher Wirksamkeit und annähernd gleichem Preis ist diejenige zu wählen, die ihre nochmalige Verordnung voraussichtlich entbehrlich macht.

Pillen oder vorrätige Tabletten sind billiger als Lösungen, abgeteilte Pulver, Kapseln und ähnliche Arzneiformen.

Flüssige Auszüge *(Extracta fluida)* sind haltbarer als Aufgüsse, Abkochungen und Auszüge.

10. Von Teemischungen ist die Verordnung der in der „Deutschen Arzneitaxe“ aufgeführten besonders billig. Die Mischung gebräuchlicher Teearten kann in geeigneten Fällen dem Kranken überlassen werden.

11. Abgeteilte Pulver und Mixturen sind nach Möglichkeit durch Tabletten und Schachtelpulver zu ersetzen.

Tabletten in abgabefertigen Packungen sind häufig eine wohlfeilere Verordnungsart, als wenn die Tabletten lose abgegeben werden. Der Arzt muß daher bei der Verordnung von Tabletten auf die richtige Wiedergabe der gewichtsmäßigen Menge und der ziffernmäßigen Größe der abgabefertigen Packung *(OP.)* achten. Fehlt bei der Verordnung die Formbezeichnung „Tabletten“, so ist der Apotheker zur Abgabe teuerer Formen, z. B. Pulver, berechtigt.

Bei dem Verschreiben von Tabletten u. dgl. in Original-
packung muß die Stückzahl und, wenn diese in Original-
packungen mit verschiedenem Gehalt an wirksamen
Stoffen im Handel sind, die Gewichtsmenge des wesentlichen bzw. wirksamen Bestandteiles oder die Größe der
einzelnen Tabletten angegeben werden.

Beispiel 2.

Richtig:
Acid. acetylosalicyl.-Tabl. 0,5
10 St. $=$ 0,15 RM.

Falsch:
Acid. acetylosalicyl. 0,5 d.tal.
dos. $X = 1,00$ RM.

Bei dem Verschreiben von Tabletten u. dgl. in Original-
packung muß außer der Stückzahl auch die Gewichtsmenge der einzelnen Tablette angegeben werden.

Beispiel 3.

Richtig:	Falsch:
Dimethylaminophenazon.	*Dimethylaminophenazon.*
Tabl. 0,1 OP. Nr. X	1 Röhre.

12. Spezialitäten (abgabefertige Packungen) sind möglichst ungemischt und in den vorgeschriebenen Formen,
Gaben oder Packungen — Original *(OP.)* —, nicht aber
in angebrochenen Packungen (abgesehen von starkwirkenden Mitteln) zu verordnen.

13. Bei der Verschreibung von Pillen ist zu beachten,
daß die Wahl der Pillengrundlage dem Apotheker durch
das Deutsche Arzneibuch, 6. Ausgabe, vorgeschrieben ist.

14. Die Notwendigkeit von Zusätzen zur Verbesserung
des Geschmacks, des Geruchs oder der Farbe ist sorgfältig
zu prüfen.

15. Als Salbengrundlagen sind *Vaselinum flavum,*
Lanolin und *Adeps lanae anhydricus, Unguentum molle,*

Unguentum simplex, für Augensalben ist *Vaselinum album* zu bevorzugen.

16. Größte Sparsamkeit ist bei hautreizenden Einreibungen zu beobachten, besonders wenn es sich um eine solche spirituöser Art handelt. Je nach Konsistenz und Preis sollen mit einer Verordnung in der Regel nicht mehr als 100 g verordnet werden.

17. Bei der Verordnung von likörartigen Eisenpräparaten hat der Arzt die Notwendigkeit der Verordnung und die Möglichkeit des Ersatzes durch feste Eisenpräparate besonders sorgfältig zu prüfen.

18. Neue Arzneimittel soll der Kassenarzt nur dann verordnen, wenn er sich nach pflichtmäßigem Ermessen davon überzeugt hat, daß ihre angepriesene Wirkung durch gründliche wissenschaftliche und praktische Untersuchungen gewährleistet ist.

19. Bei Hoden-, Eierstock- sowie Sexualhormonpräparaten hat der Kassenarzt wegen des hohen Preises dieser Erzeugnisse die therapeutische Notwendigkeit der Verordnung besonders sorgfältig zu prüfen. Eine wahllose oder trotz Mißerfolges fortgesetzte Anwendung muß unterbleiben. Von den reinen Hoden-, Eierstock- und Sexualhormonen sollen nur die standardisierten verordnet werden. Von den Hoden- und Eierstocksextrakten oder Gesamtdrüsenpräparaten sollen nur diejenigen verordnet werden, deren spezifische Wirkung dem verordnenden Arzte nach pflichtgemäßem Ermessen durch eine wirklich exakte biologische Prüfung mit Sicherheit gewährleistet erscheint.

20. Spiritus soll in der Regel als *Spiritus dilutus* und nur sparsam verordnet werden.

21. Mit Verbandmitteln und Verbandstoffen ist wirtschaftlich und sparsam umzugehen, Cambricbinden dürfen nur verwendet werden, wenn andere Binden nicht geeignet sind. Gebrauchte Binden können häufig durch Waschen wieder verwendbar gemacht werden.

In geeigneten Fällen sollen Arzneistoffe zu Umschlägen, einfachen Spülungen, Verband- und Gurgelwässern entweder als Stoffe (Substanzen) oder in konzentrierter Lösung verordnet werden. Lösungen oder weitere Verdünnungen sind vom Kranken selbst oder seinen Angehörigen herzustellen.

Art und Breite der Binden sind genau anzugeben.

22. Patenttropfflaschen sind nur bei starkwirkenden Arzneien (z. B. Arseniktropfen) zu verordnen. In anderen Fällen genügen Tropfgläser mit Korkstopfen („homöopathische Gläser").

Bei der Augenbehandlung sollen Gläser mit eingeschliffener Pipette nur in besonderen Fällen verwendet werden.

23. Eine besonders schwere Verantwortung trägt der Arzt bei der Verschreibung von Opiaten, Cocain und starkwirkenden Schlafmitteln.

Die besonderen Vorschriften des Betäubungsmittelgesetzes (insbesondere Höchstabgabe, Morphinbuch, Kokainbuch) sind gewissenhaft zu beachten.[1]

24. Nach der Preußischen Gebührenordnung für approbierte Ärzte und Zahnärzte kann der Arzt die in der Sprechstunde für den einzelnen Kranken verbrauchten Medikamente usw. in Rechnung stellen. Wo in Abänderung dieser Bestimmung örtlich vereinbart ist, daß der Sprechstundenbedarf ohne Angabe der Namen der Kranken für Rechnung der Kasse verschrieben werden darf, gelten als Sprechstundenbedarf nur solche Mittel, deren Einzelpackungen tatsächlich bei mehreren Kranken hintereinander und in den Behandlungsräumen des Arztes Anwendung finden. Verordnungen über Arzneien und Verbandstoffe, die nur für einen Kranken oder außerhalb der Behandlungsräume des Arztes verbraucht werden,

---

[1] Vgl. Betäubungsmittelgesetz (Opiumgesetz), vom 10. Dez. 1929.

stellen keinen Sprechstundenbedarf dar und müssen daher
auf den Namen des einzelnen Kranken ausgestellt werden.
Es darf stets nur der Bedarf für etwa einen Monat an·
gefordert werden.

25. Grundsätzlich verboten sind folgende Verordnungen:

a) Sämtliche Weine und sonstigen alkoholhaltigen
Genußmittel ohne ausgesprochenen therapeutischen Effekt
(ausgenommen in Fällen drohender Lebensgefahr),

b) Mineralwässer ohne ausgesprochene therapeutische
Wirkung,

c) sämtliche Brausesalze,

d) sämtliche Badezusätze ohne ausgesprochene therapeutische Wirkung,

e) sämtliche kosmetischen Mittel, die zur Reinigung,
Pflege, Färbung und Verschönerung der Haut, des Haares,
der Nägel, der Zähne oder der Mundhöhle dienen,

f) sämtliche Präparate, die zur Anreizung und zur Ver-
stärkung des Sexualtriebes dienen,

g) sämtliche Präparate, die zur Empfängnisverhütung
dienen,

h) Mittel zur Fruchtabtreibung, und zwar auch dann,
wenn sie als Mittel gegen Regel-, Perioden- oder Menstru-
ationsstörungen angekündigt werden,

i) alle Mittel gegen Trunksucht,

j) sämtliche Präparate, die als Näschereien angesehen
werden können, auch wenn sie Arzneistoffe enthalten,

k) sämtliche Präparate der amtlichen Geheimmittel-
liste.

26. Die Verordnung von Nähr- und Stärkungsmitteln
ist besonders zu beantragen, sofern nicht die Gesamt-
verträge hierüber Bestimmungen getroffen haben.

II.

Die Richtlinien des Reichsausschusses für Ärzte und
Krankenkassen für wirtschaftliche Arzneiverordnung vom

16. Dezember 1932 (Amtliche Nachrichten für Reichsversicherung S. IV 509) werden aufgehoben.

III.

Die Bestimmungen treten mit dem Tage ihrer Ver-
kündung in Kraft.

8. Richtlinien für die Anwendung elektro-physikalischer Heilmethoden.

Vom 26. April 1932.

Die nachfolgenden Richtlinien sollen als Anhalt dienen
für die Anwendung, Nachprüfung und gegebenenfalls
Genehmigung elektro-physikalischer Heilmethoden.

Indikationen, die hier nicht erwähnt sind, bedürfen
besonderer Begründung.

In der Regel sind die aufgeführten Behandlungsserien
einzuhalten. Abweichungen und Wiederholungen müssen
besonders begründet werden.

In Fällen, in denen die vorgeschlagene Behandlungsmethode bei der betreffenden Erkrankung wenige oder
gar keine Erfolge aufzuweisen hat, ist von der Beantra-
gung abzusehen. Bei den Anträgen muß in allen Fällen
neben der genauen Diagnose angegeben werden, aus
welchem Grunde die Behandlung vorgeschlagen wird. Es
ist z. B. anzugeben, daß bei einer Hauterkrankung eine
Salbenbehandlung vorhergegangen ist und erfolglos blieb
oder daß die Krankheit schon früher mit Erfolg durch
Höhensonne oder Röntgenbestrahlung behandelt worden
ist.

I. Röntgenbehandlung.

a) Oberflächenbestrahlung.

1. Chronische und subakute Ekzeme und umschriebene
   juckende Affektionen der Haut:
   bis 3 HED pro Feld im Jahr.

2. Psoriasis:
   nur bei vereinzelten umschriebenen Herden bis zu
   2 HED pro Feld im Jahr.
   1 und 2 eignen sich auch für Grenzstrahlenbehand-
   lung.
3. Lichen ruber:
   bis zu 3 HED pro Feld im Jahr.
4. Infektiöse Bart- und Kopfhaarerkrankungen sowie
   Nagelerkrankungen:
   bis zu 3 HED pro Feld im Jahr.
5. Warzen:
   wenn sie berufshindernd wirken, bis zu 3 HED pro
   Feld.
6. Haut- und Schleimhauttuberkulose, Skrophuloderm
   und damit zusammenhängende, oberflächliche Drüsen:
   vom Lupus eignen sich nur besondere Formen,
   der Lupus esulcerans und Lupus hypertrophicus,
   zur Röntgenbehandlung.
   Höchstens 2 HED pro Feld im Jahr.
7. Oberflächliche, bösartige, nicht mit der Unterlage
   verwachsene Hautgeschwülste:
   wenn eine einmalige zusammenhängende Röntgenbehandlung mit großen Dosen nicht zum Ziele
   führt, muß eine andere Behandlungsmethode
   Platz greifen.
8. Tuberkulöse Erkrankungen des vorderen Augen-
   abschnittes.
9. Mycosis Fungoides.

b) Tiefenbestrahlung.

1. Bösartige Geschwülste einschließlich postoperativer
   Nachbestrahlung.
2. Hypophysentumoren.
3. Papillome des Kehlkopfes.
4. Tuberkulöse Erkrankungen des Bauchfells, der
   Drüsen, Knochen, Gelenke, Harn- und Geschlechts-

organe, des Kehlkopfes, des Auges, Ileocoecaltuberkulose usw.:

Tuberkulose der Harnwege nur ausnahmsweise.

5. Leukämie, Pseudoleukämie, Polycythämie, Agranulocytose:

je nach Lage des Falles Bestrahlung der Milz, Drüsen, Röhrenknochen. Bei Leukämie auch Ganzbestrahlungen.

6. Lymphogranulomatose.

7. Mycosis fungoides (tumoröses Spätstadium).

8. Strahlenpilzerkrankungen.

9. Blutungen bei Myom:

bei Frauen unter 42 Jahren nur ausnahmsweise.

10. Klimakterische Blutungen:

erst nach Kurettage und mikroskopischer Untersuchung.

11. Prostatahypertrophie:

nur in Ausnahmefällen bei besonderer Indikation nach vorausgegangener urologischer Untersuchung.

12. Basedowsche Krankheit.

13. Keloide:

wenn sie berufsbehindernd sind.

14. Metrorrhagien im jugendlichen Alter, hämorrhagische Diathese, erhöhte Blutungsgefahr (vor Operationen) bei Blutern und Ikterus:

Milzbestrahlungen.

15. Starke ovarielle Ausfallserscheinungen:

wenn die Arbeitsfähigkeit beeinträchtigt wird, Hypophysen- und Schilddrüsenbestrahlung.

16. Entzündliche Prozesse:

in besonderen Ausnahmefällen.

17. Absolutes hämorrhagisches Glaukom:

nur zur Schmerzlinderung.

18. Syringomyelie, akute Poliomyelitis, und lanzinierende Schmerzen bei Tabes.

19. Hyperhydrosis:

nur lokalisierte Formen und nur bei schwerer Berufsbehinderung.

20. Mikuliczsche Erkrankung.
21. Thymushyperplasie:
   bei Stenoseerscheinungen.
22. Induratio penis plastica.

II. Bestrahlung mit Radium, Mesothorium und Thorium X.

1. Bösartige Geschwülste:
   häufig in Kombination mit Röntgenstrahlen.
2. Kavernome, Angiome, Keloide:
   wenn sie berufsbehindernd sind.
3. Haut- und Schleimhauttuberkulose, Leukoplakie:
   wenn Röntgen nicht anwendbar oder teurer ist.
4. Basedowsche Krankheit.
5. Induratio penis plastica.

Allgemeine Vorschriften für Abschnitt III—V.

Im allgemeinen sollen bei chronischen Erkrankungen höchstens 15 Behandlungen verabfolgt werden, bei akuten Entzündungen entsprechend weniger (10). Ist diese Höchstzahl in einer Behandlungsserie abgegeben, so soll im allgemeinen eine Pause von wenigstens 3 Monaten in der gewählten Behandlung eingelegt werden.

III. Lichtbehandlung.

A. Quecksilberdampflampen.

a) Ganzbestrahlungen.

Die Quecksilberdampflampe darf nur angewendet werden, wo sie unbedingt angezeigt und insbesondere geeignet ist, die Arbeitsfähigkeit schneller wieder herzustellen als ein anderes Mittel.

In allen geeigneten Fällen soll von der natürlichen Sonnenbestrahlung Gebrauch gemacht werden.

Es ist in jeder Sitzung die gesamte Körperoberfläche zu bestrahlen. Örtliche Bestrahlungen sind nur zulässig, soweit dies besonders angeführt ist. Gleichzeitige Bestrahlungen mehrerer Erwachsener mittels einer Lampe sind nicht gestattet. Bei kleinen Kindern ist die Bestrahlung bis zu zwei Kindern gleichzeitig erlaubt, falls aus medizinischen Gründen (Infektionsgefahr, Hauterkrankungen usw.) keine Gegenanzeige besteht.

Anerkannte Heilanzeigen sind:

1. Floride Rachitis.
2. Phlyktänen, hartnäckige Ekzeme an Mund, Nase, Augen, Ohren (Skrophulose).
3. Chirurgische Tuberkulosen (als unterstützende Behandlung).
4. Tuberkulose der äußeren Drüsen, des Bauches und der Haut (als unterstützende Behandlung).

b) Örtliche Bestrahlungen.

1. Tuberkulose der Haut und Schleimhaut.
2. Schmetterlingsflechte (Lupus erythematodes).
3. Alopecia areata, aber nicht vor Ablauf von drei Monaten und nur, wenn chemische Reizmittel erfolglos geblieben sind.

B. Kohlenbogenlampen.

1. Entzündliche Hornhaut- und Lederhauterkrankungen.
2. Tuberkulöse Haut- und Schleimhauterkrankungen.

C. Bestrahlungen mit Glühlampen, Heißluftbehandlungen mit Kastenapparaten, Behandlungen mit Wärmestrahlenlampen.

1. Glühlichtbäder:
Zulässig bei entzündlichen Erkrankungen und zur Schmerzstillung, und zwar:

a) als Glühlicht-Vollbäder bei allgemeinen rheumatischen Erkrankungen und solchen mehrerer Gelenke oder Muskelgruppen oder Nerven;

b) als Glühlicht-Teilbäder oder als Heißluftbehandlung mit Kastenapparaten (außer bei 3) zur lokalen Anwendung aus denselben Ursachen je nach den befallenen Organen.

Insbesondere:

1. Bei Sehnenscheidenentzündungen.
2. Bei Ausschwitzungen oder deren Resten in der Brust- oder Bauchhöhle.
3. Bei entzündlichen Erkrankungen der Harn- und Geschlechtsorgane.
4. Als Kopflichtbäder bei akuten Entzündungen der Nasennebenhöhlen, des Mittelohrs und bei Entzündungen der Augen.
5. Zur Nachbehandlung frischer Knochen- und Gelenkbrüche, Verrenkungen, Verstauchungen und Gelenkkontrakturen.

2. Wärmestrahllampen:

Zulässig bei akuten Entzündungen der Nasennebenhöhlen, des Mittelohrs, des Kehlkopfes, des Rachens.

IV. Diathermie.

Zulässig bei tiefliegenden Entzündungen, vornehmlich an:

1. Gelenken.
2. Sehnenscheiden.
3. Muskeln.
4. Nerven.
5. Bei chronischen Entzündungen des Brustfells (trockenen und bei Ergüssen).
6. Bei chronisch-entzündlichen Erkrankungen der Bauchhöhle, der Nieren und der Geschlechtsorgane.

7. Bei entzündlichen Erkrankungen des inneren Auges, des Sehnervs und der Orbita.

V. Behandlung mit dem galvanischen und faradischen Strom.

Zulässig:

1. Bei zentralen Lähmungen:
   im Verlaufe des ersten Jahres.
2. Bei peripheren Lähmungen (einschließlich Poliomyelitis):
   nur im ersten halben Jahre, späterhin nur, wenn galvanische oder faradische Erregbarkeit vorhanden ist.
3. Bei Neuralgien:
   in Ausnahmefällen.
4. Bei habituellen Kopfschmerzen.
5. Bei oberflächlichen Hornhautentzündungen (Jontophorese):
   in besonderen Fällen.

9. Richtlinien des Reichsausschusses für Ärzte und Krankenkassen für die wirtschaftliche Verordnung von Heilmitteln. Vom 24. Februar 1933.

Nach der Reichsversicherungsordnung gehört zur Krankenpflege als Regelleistung auch die Versorgung der Versicherten mit Brillen, Bruchbändern und anderen kleineren Heilmitteln. Als (freiwillige) Mehrleistung kann die Kasse auch größere Heilmittel oder einen Zuschuß dafür gewähren. Als größere Heilmittel gelten solche, deren Kosten den in der Kassensatzung festgesetzten Höchstbetrag für kleinere Heilmittel überschreiten. Setzt die Satzung keinen Höchstbetrag fest, so hat der Kassenvorstand nach pflichtmäßigem Ermessen zu bestimmen, bis zu welcher Preisgrenze er kleinere Heilmittel (etwa im Rahmen der Preise für Brillen oder Bruchbänder) gewährt.

Zur Prüfung des Anspruchs auf Heilmittel oder des etwa zu gewährenden Zuschusses für größere Heilmittel im Einzelfalle sind die Verordnungen über Heilmittel von der Krankenkasse zu genehmigen, sofern sie nicht von der vorherigen Prüfung bei einzelnen Mitteln absieht.

Bei jeder Verordnung eines Heilmittels ist die Krankheitsbezeichnung anzugeben.

Wenn die aufgeführten Heilmittel auf Grund einer der angegebenen Heilanzeigen verordnet werden, so genügt in vielen Fällen die Bezeichnung der Krankheit. Eine besondere Begründung ist jedoch notwendig, wenn eine bei der gleichen Heilanzeige zur Verfügung stehende wohlfeilere Behandlung nicht ausreicht.

Bei der Verordnung wegen anderer Heilanzeigen oder bei der Verordnung von Heilmitteln, die in den Richtlinien nicht aufgeführt sind und die infolge ihres Preises oder der wiederholten Verordnung erhebliche Kosten verursachen, ist eine besondere Begründung notwendig.

Die Krankenkassen sollen den Kassenärzten Preisverzeichnisse der gebräuchlichsten Heilmittel zustellen und nach Bedarf ergänzen und berichtigen.

Medizinische Bäder und Badezusätze.

Im allgemeinen soll die Gesamtzahl der während einer Kur zu beantragenden Bäder 15 nicht überschreiten.

In vielen Fällen empfiehlt es sich, bei dem ersten Antrage nur wenige Bäder zu verordnen.

Dampfbäder oder Duschen und russisch-römische Bäder.
Rheumatische Erkrankungen einschließlich chronischer Gelenkerkrankungen anderer Entstehung.

Kohlensäurebäder.
Kreislaufstörungen, sofern sie von der Körperoberfläche her zu beeinflussen sind.
Gegenanzeige: Dekompensierte Herzfehler.

Moorbäder, Moor- und Schlammpackungen.

Chronisch-entzündliche Erkrankungen der Adnexe und der Gallenblase; chronisch-rheumatische Erkrankungen einschließlich chronischer Gelenkerkrankungen anderer Entstehung sowie chronische Neuritiden.

Schwefelbäder.

Rheumatische, gonorrhoische und endokrine Gelenkerkrankungen, chronische Schwermetallvergiftungen, ausgedehnte pyogene Prozesse der Haut.

Solbäder.

Chronisch-entzündliche Adnexerkrankungen und chronisch-rheumatische Erkrankungen einschließlich chronischer Gelenkerkrankungen anderer Entstehung, sowie chronische Neuritiden.

Kreislaufstörungen, sofern sie von der Körperoberfläche her zu beeinflussen sind;

chronische Lymphdrüsenerkrankungen der Kinder.

Subaquale Darmbäder.

Uretersteine.

Teerbäder.

Chronische Ekzeme. Schuppenflechte.

Hydrotherapeutische Behandlung.

Halbbäder mit Übergießungen, Packungen Duschen usw. zur Anregung und Übung der Hautgefäße, z. B. bei peripheren Kreislaufstörungen funktioneller und psychischer Art.

Nicht organisch bedingte Schmerzzustände (z. B. habituelle Kopfschmerzen).

Bruchbänder.

Leisten- und Schenkelbrüche.

Unmittelbar nach einer Bruchoperation ist die Verordnung eines Bruchbandes im allgemeinen nicht erforderlich.

Einlagen.

1. *Fabrikate* (das Material muß die genaue Anpassung an die Form des Fußes gestatten):

   Belastungsbeschwerden der Füße.

2. *Nach dem Fuß oder nach Fußabdruck zu formende Einlagen und Modelleinlagen nach Gipsabdruck* (die Wirkung der Einlagen ist in jedem Falle vom Arzt nachzuprüfen):

   a) Platt-, Spreiz-, Knick- und Hohlfuß sowie X-Beine der Kinder;

   b) mittelschwer und schwer deformierter Fuß;

   c) zur Nachbehandlung kontrakter und entzündlicher Platt-, Spreiz-, Knick- und Hohlfüße;

   d) wenn bei Belastungsbeschwerden der Füße Einlagen nach 1 nicht ausreichen.

Gummistrümpfe.

Schwere krampfhafte Stauungen bei Krampfadern.

Gegenanzeige: Varicöses Ulcus, Thrombophlebitis.

Haustrinkkuren mit „natürlichen Heilquellen".

Im allgemeinen soll die Gesamtzahl der während einer Kur zu beantragenden Flaschen 20 nicht überschreiten.

In vielen Fällen empfiehlt es sich, bei dem ersten Antrage nur wenige Flaschen zu verordnen.

Alkalische Wässer.

Katarrhe der oberen Luftwege, superazide Magenkatarrhe, in Latenz übergeführte Magen- und Dünndarmgeschwüre. (Zur Unterstützung der diätetischen Behandlung.)

Arsen-Eisenwässer.

Anämien bei besonders empfindlichem Magen.

Erdig-alkalische Wässer.

Entzündliche Erkrankungen der ableitenden Harnwege. (Nicht bei Gonorrhoe.)

Kochsalzwässer.

Chronische katarrhalische Erkrankungen des Magens und Darmkanals. Katarrhe der oberen Luftwege.

Schwefelwässer.

Katarrhe der oberen Luftwege, Schwermetallvergiftungen, rheumatische Erkrankungen einschließlich chronischer Gelenkerkrankungen.

Sulfatwässer.

Katarrhalische Erkrankungen der Verdauungsorgane einschließlich der Gallenwege.

Da die Heilanzeigen für Haustrinkkuren bei Stoffwechselerkrankungen noch umstritten sind, werden sie hier nicht angeführt.

Leibbinden[1].

Krankhafte Erschlaffung der Bauchmuskulatur (in vielen Fällen genügt die Idealbinde, auch nach Operationen).

Anträge auf Maßanfertigung sollen nur bei außergewöhnlichen Formveränderungen gestellt werden, und zwar mit besonderer Begründung.

Anträge auf Leibbinden mit Pelotte sind besonders zu begründen.

Orthopädische Schuhe.

(Gewöhnliche fertige oder Maßschuhe gelten — auch mit eingearbeiteten Einlagen — nicht als orthopädische Schuhe.)

Schwere Fußdeformitäten, Ausgleich von Verkürzungen über 3 cm.

---

[1] Vgl. Richtlinien, S. 31.

10. Richtlinien des Reichsausschusses für Ärzte und Krankenkassen für die Verordnung von Krankenhauspflege. Vom 22. Juni 1932.

1. Krankenhauspflege soll nur verordnet werden, wenn es sich um Operationen handelt, die im allgemeinen nur klinisch ausgeführt werden, oder wenn wegen der Natur des Leidens oder der besonderen Umstände die notwendige und ausreichende Behandlung nur in einem Krankenhaus erfolgen kann (§ 20 der Vertragsordnung).

2. Vor der Verordnung der Krankenhauspflege ist sorgfältig zu prüfen:

a) ob nicht — insbesondere bei diagnostisch unklaren Erkrankungen — durch die Hinzuziehung eines Facharztes oder durch die Überweisung des Kranken in fachärztliche Behandlung die Krankenhauspflege vermieden werden kann;

b) ob nicht durch Gewährung von Hauspflege (Hauskrankenpflege bzw. Haushaltspflege) Krankenhauspflege vermieden werden kann;

c) ob nicht Unterbringung im Siechenhaus (Hospital, Altersheim) am Platze ist.

3. Für die Verordnung von Krankenhauspflege soll nach Möglichkeit ein Vordruck nach dem diesen Richtlinien beigefügten Muster verwendet werden.

4. Die Notwendigkeit der Krankenhauspflege ist in der Verordnung schriftlich zu begründen.

Bei der Begründung sollen besonders berücksichtigt werden:

Art und Schwere des Krankheitszustandes,
Ansteckungsgefahr,
Notwendigkeit klinischer Behandlung (Eingriffe oder Beobachtung),
Mangelhafte Wohnung und häusliche Pflege,

Nichtbefolgen der ärztlichen Anordnungen (vgl. auch RVO. § 184 Abs. 3, s. Anmerkung).

5. Bei Erkrankung mit plötzlicher Lebensgefahr, bei drohender Invalidität und bei übertragbaren Krankheiten, für die die Bestimmungen der Seuchengesetze gelten und die der Behandlung bedürfen, genügt als Begründung des Antrages auf Krankenhausbehandlung die wissenschaftliche Krankheitsbezeichnung.

Beispiele.

a) Chirurgie und Orthopädie.
Schwere Knochenbrüche,
Sonstige akute schwere chirurgische Knochen- und Gelenkerkrankungen,
Ausgedehnte Verbrennungen,
Schwere Weichteilverletzungen,
Verdacht auf innere Blutungen oder Gefahr ihres Eintritts.

b) Gynäkologie und Geburtshilfe.
Bauchhöhlenschwangerschaft, Placenta praevia,
Eklampsie, Uterusruptur,
Dammriß dritten Grades,
Probeabrasio bei Verdacht auf Krebs, stielgedrehter Ovarialtumor.

c) Urologie.
Harnblutung, Harnsperre, Urämie,
Prostataabszeß.

Anmerkung: Die Zustimmung des Versicherten bedarf es nicht, wenn
1. die Art der Krankheit eine Behandlung oder Pflege verlangt, die in der Familie des Erkrankten nicht möglich ist,
2. die Krankheit ansteckend ist,
3. der Erkrankte wiederholt der Krankenordnung (§ 347) oder den Anordnungen des behandelnden Arztes zuwidergehandelt hat.

d) Hals-, Nasen- und Ohrenheilkunde.
Orbitalphlegmone, frischer Schädelbasisbruch,
Verletzungen des Kehlkopfes oder der Luftröhre,
Akutes Glottisödem oder Gefahr der Kehlkopf-
verlegung,
Starke Blutungen oder erhöhte Nachblutungsgefahr
bei Nasen- und Halsoperationen.

e) Augenheilkunde.
Perforierende Augenverletzungen,
Gonorrhoische oder diphtherische Conjunctivitis,
Frisches Trachom, Ulcus serpens, frische Netzhaut-
ablösung.

f) Innere Medizin.
Allgemeine septische Erkrankungen,
Encephalitis und Meningitis, schwere Erkrankungen
der Lunge und der Pleura (wie Pneumonie, Lungen-
abszeß, Empyem, Haemoptoe),
Akute Entzündungen des Endokards und des Peri-
kards,
Innere Blutungen,
Drohende Perforation eines Ulcus,
Verschluß des Choledochus,
Akute Peritonitis,
Ileus,
Akute Nephritis,
Harnblutungen, Harnsperre und Urämie,
Koma und Praekoma diabeticum.

g) Kinderheilkunde (siehe f) Innere Medizin).
Schwere Ernährungsstörungen der Säuglinge, Spas-
mophilie,
Keratomalacie,
Hämorrhagische Diathese.

h) Neurologie und Psychiatrie.
Akute Myelitis,
Poliomyelitis,
Encephalitis und Meningitis,

Status epilepticus,
Plötzlich auftretende geistige Störungen asozialen
Charakters.

i) Haut- und Geschlechtskrankheiten.
Generalisierte Hautentzündung,
Septische Gonorrhoe,
Ulcus molle gangränosum,
Lues maligna.

6. Bei den nachstehend aufgeführten Krankheiten und
Eingriffen erscheint Krankenhauspflege im allgemeinen
nicht erforderlich, wenn sie nicht durch besondere Umstände ausreichend begründet wird.

a) Chirurgie und Orthopädie.
Kleine Weichteilverletzungen,
Kleine Geschwülste (Fibrome, Lipome, Atherome,
Hämangiome usw.),
Örtlich begrenzte Entzündungen, Furunkel (mit
Ausnahme von Gesichtsfurunkel), Panaritium,
oberflächlicher Abszeß,
Nagelbettentzündung, eingewachsener Nagel,
Komplikationslose Varizen und Hämorrhoiden zur
Injektionsbehandlung,
Frakturen und Luxationen der oberen Extremi-
täten ohne Komplikationen, sofern die Röntgen-
kontrolle vor und nach der ersten Versorgung eine
einwandfreie Stellung ergeben hat,
Schlüsselbeinbrüche (mit Ausnahme solcher mit
schlecht stehenden Bruchenden),
Rippenbrüche (ohne Komplikationen),
Infraktionen der Unterschenkel und Fußknochen,
wenn Fraktur röntgenologisch ausgeschlossen ist,
Zehenfrakturen, sofern die Röntgenkontrolle vor
und nach der ersten Untersuchung sichergestellt ist,
Muskel- und Sehneneinrisse, sofern sie nur konser-
vativer Behandlung bedürfen.

b) Hals-, Nasen- und Ohrenheilkunde.
Gehörgangsentzündungen (Phlegmone und
Furunkel),
Parotitis,
Fremdkörper im Ohr und in der Nase,
Progressive Schwerhörigkeit (auch mit Menière-
schen Symptomen),
Mittelohrkatarrhe,
Gewöhnlicher Rachen- und Kehlkopfkatarrh,
Entfernung von gutartigen Nasenpolypen,
Einfache intranasale Eingriffe, Tonsillotomie,
Adenotomie bei Ortsansässigen.

c) Augenheilkunde.
Einfache akute und chronische Conjunctivitiden,
Einfache Keratitis superfizialis, Operation des seit
der Kindheit bestehenden konkomittierenden
Schielens.

d) Haut- und Geschlechtskrankheiten.
Umschriebene Hautentzündung,
Krätze,
Unkomplizierte akute und chronische Gonorrhoe
der vorderen und hinteren Harnröhre,
Lues (mit Ausnahme von 5 i).

e) Neurologie und Psychiatrie.
Nervenschwäche,
Lumbalpunktion zum Zwecke der Liquorunter-
suchungen.

7. Krankenhauspflege wird — von dringenden Fällen
abgesehen — von der Kasse nur gewährt, wenn vor der
Aufnahme ihre Zustimmung eingeholt wird. Der Arzt hat
den Kranken hierauf hinzuweisen. Gehfähige Kranke
sind anzuweisen, die Einwilligung der Kasse nach Möglichkeit persönlich zu erwirken.

Auf Übernahme der Krankenhauspflegekosten durch die Kasse haben weder Mitglieder noch Angehörige allgemein Anspruch. Die Kasse übernimmt die Kosten nur dann, wenn sie die Aufnahme vorher genehmigt hat. Konnte die Genehmigung vorher nicht eingeholt werden, so muß die Dringlichkeit der Aufnahme besonders begründet werden.

11. Vereinbarungen über die Zusammenarbeit von Krankenkassen und Krankenhausverwaltungen.
Vom 14. März 1932.
(Auszugsweise.)

I. Nach den Vorschriften der Reichsversicherungsordnung muß die Krankenpflege ausreichend und zweckmäßig sein; sie darf das Maß des Notwendigen nicht überschreiten. Krankenhauspflege kann nur dann und nur solange gewährt werden, als neben den allgemeinen Voraussetzungen für die Gewährung der Krankenpflege die besondere Voraussetzung des Erfordernisses der Krankenpflege im Krankenhaus besteht.

II. Die Durchführung dieses Grundsatzes erfordert eine enge Zusammenarbeit zwischen Krankenkassen und Krankenhäusern. Sie werden sich örtlich und bezirklich über die Durchführung dieser Zusammenarbeit, bei der der Vertrauensarzt die Verbindung zwischen Kassenverwaltung und Krankenhaus herzustellen hat, zu verständigen haben. Hierbei wird folgendes zu beachten sein:

1. Die schriftlichen Anfragen der Krankenkassen an die Krankenhausverwaltungen, die Auskunft über Versicherte oder Angehörige von Versicherten verlangen, sind erschöpfend und unverzüglich zu beantworten. Auskünfte über ärztliche Fragen müssen von dem leitenden Arzt oder dem Abteilungsarzt oder deren ständigen Stellvertretern unterschrieben sein. Zur Verminderung des Schreibwerks können Auskünfte auch fernmündlich

erbeten und gegeben werden, wenn dies örtlich für zweckmäßig gehalten wird. Die Auskünfte werden kostenlos erteilt. Der Leiter der Abteilung oder sein ständiger Stellvertreter ist verpflichtet, unverzüglich nach der Aufnahme, möglichst innerhalb achtundvierzig Stunden den Kranken zu untersuchen und der Krankenkasse den Befund, die Krankheitsbezeichnung und die voraussichtliche Dauer der Krankenhausbehandlung mitzuteilen.

Andererseits müssen aber auch die Krankenkassen Anfragen und Anträge der Krankenhausverwaltung (z. B. wegen Übernahme der Krankenhauskosten bei Notaufnahmen, wegen Übernahme der Kosten für Röntgenleistungen, von Prothesen und sonstigen Nebenleistungen) unverzüglich erledigen.

Ist die sofortige Erledigung nicht möglich, so ist eine Zwischennachricht zu erteilen.

2. Die Anträge auf Verlängerung der Krankenhausunterbringung müssen vom Krankenhaus so begründet sein, daß die Krankenkassen sich ein genaues Bild über die Notwendigkeit der weiteren Krankenhausbehandlung und der voraussichtlichen Dauer machen können. Der Verlängerungsantrag soll Angaben über den Befund, die Diagnose, die bisherige Therapie, den Verlauf sowie über die geplanten Maßnahmen enthalten; er soll ferner angeben, aus welchen Gründen eine ambulante oder häusliche Weiterbehandlung nicht möglich ist und für wieviel Tage bzw. Wochen unbedingt weiter Krankenhausbehandlung notwendig ist. Die Anträge sollen so rechtzeitig gestellt werden, daß die Krankenkasse ausreichende Zeit zur notwendigen Prüfung und Erteilung eines Bescheides vor Ablauf der bewilligten Frist bleibt. Über die Frist werden örtliche Vereinbarungen getroffen.

Lehnt die Krankenkasse die Verlängerung ganz oder teilweise ab, so ist sie jedenfalls bis zum Tage des Eingangs der Nachricht einschließlich zur Bezahlung der Kosten verpflichtet.

3. Soweit erforderlich, kann sich der Vertrauensarzt der Krankenkasse persönlich mit dem leitenden Arzt oder dem Abteilungsarzt des Krankenhauses in Verbindung setzen, um von ihm die notwendigen Angaben für sein der Kasse zu erstattendes Gutachten zu erhalten. Das kann insbesondere geschehen, wenn die Krankenhausbehandlung bereits lange dauert oder Zweifel an der weiteren Notwendigkeit der Krankenhausbehandlung bestehen, ferner wenn es sich um die Einleitung von Kuren oder besonderen Heilmaßnahmen handelt. Der Krankenhausarzt erteilt die erforderlichen Auskünfte in den geeigneten Fällen an Hand der Krankenblätter und sonstigen Unterlagen.

Bei kleineren Krankenkassen kann es sich empfehlen, für die Besprechungen eine bestimmte Zeit — etwa einmal wöchentlich — mit der Krankenhausverwaltung im voraus festzulegen.

4. Kommt es auf den angegebenen Wegen nicht zu einer Verständigung zwischen Krankenkasse und Krankenhaus, so kann sich der Vertrauensarzt mit dem behandelnden Krankenhausarzt deshalb in Verbindung setzen. Lehnt der Krankenhausarzt die Teilnahme des Vertrauensarztes an einer Untersuchung im Krankenhause ab, so soll ein Ausschuß zusammentreten, der aus dem Krankenhausarzt, dem Vertrauensarzt der Kasse und einem dritten Arzt (z. B. Facharzt, Kreisarzt, Bezirksarzt, Stadtarzt, Kreiskommunalarzt, Universitätsarzt o. dgl.) besteht. Über die Person des dritten Arztes haben sich Krankenhausverwaltung und Krankenkasse zu verständigen.

12. Richtlinien für die Auswahl der zur Behandlung in Tuberkulose Heilstätten geeigneten Kranken.

RVA.-Rundschreiben an die Träger der Rentenversicherung, vom 2. Mai 1939.

Das Heilverfahren bei Tuberkulose soll dem Zweck dienen, entweder eine drohende Invalidität abzuwenden oder die bereits eingetretene Erwerbsunfähigkeit wieder zu beheben (bei Kindern die Aussicht auf spätere Erwerbsfähigkeit zu erhalten), ferner eine etwa vorhandene Ansteckungsgefahr wieder zu beseitigen.

Von dieser Zielsetzung aus gesehen wird für die Auswahl der Kranken die Beachtung nachstehender Grundsätze als Richtlinie empfohlen.

A. Lungentuberkulose Erwachsener.

I. Die Einleitung eines Heilverfahrens ist angezeigt:

1. Bei allen frischen Erkrankungen mit und ohne Gewebszerfall (infiltrative Formen, Frühkavernen, frische, nicht zu ausgedehnte Streuungen, produktive Frühformen), auch wenn sie doppelseitig sind;

2. Bei Spätfällen geschlossener Erkrankungen, wenn es sich

a) um gutartige produktive oder indurierende Formen mit Zeichen von Aktivität handelt oder

b) um Ausheilungsfälle (nach abgeschlossenem Kollapsverfahren, Sicherheitskuren, Kuren mit Arbeitstherapie);

3. Bei Spätfällen offener Erkrankungen, wenn Aussicht besteht, wenigstens eines der eingangs genannten Ziele, sei es durch konservative oder, wie wohl meistens nötig, durch chirurgische Behandlung (Gasbrust, Nervenschnitt, Plombe, Pneumolyse, Plastik) zu erreichen. In Betracht kommen hierbei besonders

a) vorwiegend einseitige stillstehende und fortschreitende Formen mit Höhlenbildung und

b) akute Nachschübe bei älteren Tuberkulosen, wenn sie sich für einfache einseitige Kollapsbehandlung eignen;

c) doppelseitige Erkrankungen, wenn doppelseitige Kollapsbehandlung anwendbar ist;

d) ambulante Gasbrustfälle, die eines ergänzenden Eingriffes bedürfen;

e) produktiv-fibröse und cirrhotische Tuberkulose mit Kavernen, bei denen die große chirurgische Kollapsbehandlung erfolgversprechend und anwendbar erscheint;

4. bei Rippenfellentzündungen auf tuberkulöser Grundlage. Kehlkopftuberkulose bildet an sich keine Gegenanzeige, es sei denn, daß sie schwerer Art ist oder die Nahrungsaufnahme behindert.

Für schwangere Frauen gelten die gleichen Grundsätze. Wichtig ist Heilanstaltsbehandlung besonders für die ersten Monate der Schwangerschaft und die ersten Monate nach der Entbindung. Die Aufnahme kurz vor der Entbindung, Entbindung in der Heilstätte und Belassung des Säuglings bei der Mutter kann nur in besonders für solche Zwecke eingerichteten Anstalten erfolgen, in denen alle Sicherungsmaßnahmen zur Verhütung einer Ansteckung der Säuglinge getroffen sind.

Bei dringlichen Fällen sind Sofortmaßnahmen im Sinne des Runderlasses des Reichsversicherungsamtes über das Schnelleinweisungsverfahrens vom 21. Oktober 1937 — II 52457/37 — 487 — zu ergreifen. Als dringlich gelten insbesondere folgende Fälle:

1. Frische, infiltrative Formen der Tuberkulose mit und ohne Einschmelzung, auch bei negativem Bazillenbefund;

2. frische, isolierte Kavernenbildung;

3. frische, nicht zu ausgedehnte Streuungsformen;

4. aktive, heilstättenbehandlungsbedürftige ansteckende Tuberkulose unter schlechten Umweltverhältnissen.

II. Für ein Heilverfahren scheiden in der Regel aus:

1. Schwere, auch nur einseitige Erkrankungen bei Personen in vorgerücktem Alter (etwa ab Anfang des 6. Lebensjahrzehntes);

2. doppelseitige Erkrankungen mit Bildung größerer starrer Höhlen auf beiden Seiten:

3. Fälle von käsiger Lungenentzündung;

4. Fälle, die kompliziert sind, mit nachgewiesener geschwüriger Darmtuberkulose, schwerer Kehlkopftuberkulose oder mit Diabetes;

5. weil eine Kur unnötig ist, die abgeheilten oder naktiven Tuberkulosen.

B. Knochen-, Gelenk-, Weichteil- und sonstige Organ-Tuberkulose Erwachsener.

Die Behandlung der Knochen-, Gelenk-, Weichteil- und Augentuberkulose erfordert im allgemeinen Anstalten, die für diese Aufgaben mit geeigneten ärztlichen Kräften und Einrichtungen versehen sind. Außerdem spielen die klimatischen Bedingungen bei der Behandlung dieser Tuberkuloseformen eine bedeutende Rolle.

Unter den Knochen-, Gelenk- und Weichteiltuberkulosen eignen sich vornehmlich geschlossene Formen für ein Heilverfahren; aber auch fistelnde Formen können unter Umständen gute Aussichten bieten und bedürfen nicht immer operativer Behandlung. Frühe Erkennung und Frühbehandlung sind für den späteren Erfolg ausschlaggebend. Röntgenaufnahmen sind zur Beurteilung des Falles stets erforderlich. Erkrankungen, die jenseits des 40. Lebensjahres (Wirbeltuberkulosen jenseits des 30.) erstmals aufgetreten sind, verlangen eine besonders vorsichtige Beurteilung der Heilungsaussichten. Das gleiche gilt für fistelnde Tuberkulose der Wirbelsäule, des Beckenrings und der Hüftgelenke.

Für die Auswahl zu Heilverfahren bei Augentuberkulose wird das augenfachärztliche Urteil im einzelnen Falle maßgebend sein müssen.

Die Heilverfahren bei Lupus sind besonders geregelt (siehe Runderlaß vom 8. Mai 1937 — II 52473/37 — 189).

Sonstige Organtuberkulose, z. B. Nieren-, Genital-, Bauchfelltuberkulose, fällt nur dann in den Rahmen des

Heilverfahrens, wenn die Erkrankung nicht zu weit vorgeschritten und nicht mit anderen Formen der Tuberkulose (z. B. Lungentuberkulose) schwer kompliziert ist.

Bei allen Tuberkulosen anderer Organe als der Lungen
ist auch eine Röntgenaufnahme der Lungen unerläßlich,
um eine gleichzeitige schwere Lungentuberkulose auszu-
schließen.

C. Tuberkulose im Kindesalter.

Die Durchführung von Heilverfahren ist angezeigt bei
Erscheinungen von aktiver Tuberkulose. Hierunter
fallen:

1. Lymphknotenerkrankungen innerhalb des Brust-
korbes, wenn sich Zeichen frisch entzündlicher Vorgänge
in den Lymphknoten oder ihrer Umgebung (Infiltrie-
rungen) finden;

2. alle Formen von Streuungen leichter und mittel-
schwerer Art;

3. offene Lungentuberkulosen, soweit sie noch im
Sinne der Richtlinien für Erwachsene (siehe A.) Aussicht
auf Erfolg bieten;

4. Knochen-, Gelenk-, Weichteil- und andere extra-
pulmonale Tuberkulosen gemäß den Richtlinien unter B.

Vgl. hierzu: Schnelleinweisungsverfahren bei der Bekämpfung
der Tuberkulose. Runderlaß des RVA. vom 21. Oktober 1937
an die Landesversicherungsanstalten (unterscheidet Eil- und
Sofortmaßnahmen).

Merkblatt zur Früherkennung der Lungentuberkulose. Heraus-
gegeben vom Reichstuberkuloseausschuß, 1936.